宁波市第二医院

疑难发热性疾病

病例精解

陈　琳　顾吉娜　蔡　挺/主　编

科学技术文献出版社
SCIENTIFIC AND TECHNICAL DOCUMENTATION PRESS
·北京·

图书在版编目（CIP）数据

宁波市第二医院疑难发热性疾病病例精解 / 陈琳，顾吉娜，蔡挺主编. —北京：科学技术文献出版社，2022.10
ISBN 978-7-5189-9636-0

Ⅰ.①中⋯　Ⅱ.①陈⋯　②顾⋯　③蔡⋯　Ⅲ.①发热—疑难病—病案—分析　Ⅳ.① R441.3

中国版本图书馆 CIP 数据核字（2022）第 181255 号

宁波市第二医院疑难发热性疾病病例精解

策划编辑：李　丹　　责任编辑：李　丹　　责任校对：王瑞瑞　　责任出版：张志平

出　版　者	科学技术文献出版社
地　　　址	北京市复兴路15号　　邮编　100038
编　务　部	（010）58882938，58882087（传真）
发　行　部	（010）58882868，58882870（传真）
邮　购　部	（010）58882873
官 方 网 址	www.stdp.com.cn
发　行　者	科学技术文献出版社发行　全国各地新华书店经销
印　刷　者	北京虎彩文化传播有限公司
版　　　次	2022 年 10 月第 1 版　2022 年 10 月第 1 次印刷
开　　　本	787×1092　1/16
字　　　数	143 千
印　　　张	14
书　　　号	ISBN 978-7-5189-9636-0
定　　　价	78.00元

版权所有　违法必究

购买本社图书，凡字迹不清、缺页、倒页、脱页者，本社发行部负责调换

《宁波市第二医院疑难发热性疾病病例精解》
编委会

主　编　陈　琳　顾吉娜　蔡　挺
编　委（以姓氏笔画为序）

杨小燕　邱立艳　陈　琳　金鹏锋

顾吉娜　钱勤斌　高巧灵　曹红超

曾呈军　蔡　挺　潘巨尚　潘丹美

潘丽芳

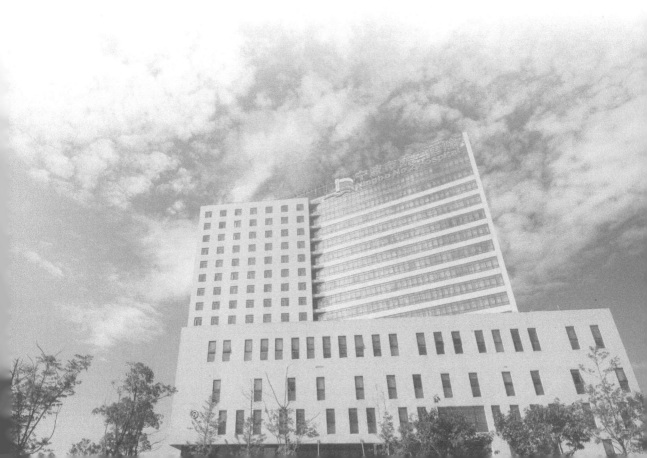

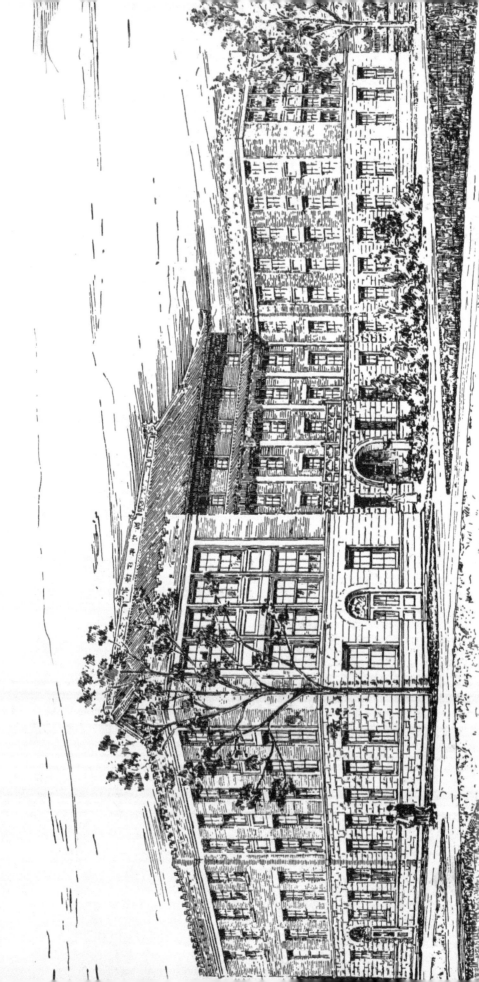

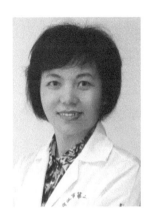

陈琳　主任医师，硕士研究生导师，现任宁波市第二医院感染内科科主任、院感管理科科长。兼任：国家卫健委医院管理研究所医院感染预防与控制委员会委员、中国医院协会医院感染管理专业委员会委员、中国老年医学会感染管理质量控制分会常务委员、浙江省医学会医学微生物与免疫学分会副主任委员、浙江省医院协会医院感染管理专业委员会副主任委员、浙江省预防医学会消毒专业委员会副主任委员、浙江省预防医学会医院感染控制专业委员会副主任委员、宁波市中西医结合学会感染病学专业委员会主任委员、宁波市医学会微生物与免疫学分会主任委员、宁波市院感管理质控中心常务副主任。

从事临床工作近30年，擅长疑难发热疾病、疑难感染的诊治，在复杂性细菌真菌感染、发热待查、抗菌药物的合理使用和管理、医院感染的预防和控制方面有较深的造诣。

主持和参与科研项目12项。获得浙江省医药卫生科技创新奖三等奖1项；浙江省医药卫生科技三等奖2项；宁波市科学技术进步奖二等奖1项；已发表专业论文50余篇。曾获"浙江省医政工作先进个人"、"宁波市卫生应急先进个人"、宁波医学会"优秀学会工作者"、"宁波市抗疫先锋"等称号。宁波市第十五届、第十六届政协委员。

主编简介 2

顾吉娜　现任宁波市第二医院感染内科副主任医师，硕士研究生导师，宁波市卫生健康青年技术骨干。兼任：浙江省医学会细菌感染与耐药防治分会常务委员，浙江省医学会医学微生物与免疫学分会青年委员，浙江省医师协会变态反应医师分会青年委员，宁波市中西医结合学会热带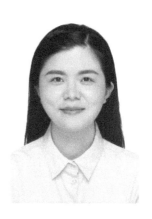病与寄生虫病专业委员会副主任委员，宁波市医学会微生物与免疫学分会委员、秘书，宁波市中西医结合学会感染病专业委员会委员，宁波市生物学会医学真菌专业委员会委员。

多年来致力于疑难发热、疑难感染等疾病的诊疗工作，多次在全国、省市级别会议中作报告，取得了同行的一致好评。2019年获得"全国卓越感控追梦之星"称号和宁波市第二医院"人民满意医师"称号。2020年获得浙江省医学会医学微生物与免疫学分会"微免学术新星"称号。2021年获得医学慕课承办的"斯家诊探第一季"全国总冠军和宁波市第二医院"华美服务之星"称号。2022年在浙江省医学会医学微生物与免疫学分会学术年会上，获得"最佳MDT案例"奖项。先后主持、参与多项省市级医学科研课题，以第一作者发表多篇SCI收录论文和国内核心期刊论文。

主编简介 3

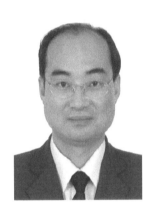

蔡挺　主任医师，博士研究生导师，现任宁波市第二医院院长、中国科学院大学宁波生命与健康产业研究院执行院长、宁波市国科大临床教学中心主任、浙江省消化系统肿瘤诊治及研究重点实验室主任、宁波市肿瘤分子生物学重点实验室主任、宁波市消化系统肿瘤临床医学研究中心主任、宁波市人类生物样本库主任。

获评2020年全国"优秀医院院长"、中国医师奖、浙江省担当作为好干部、宁波市领军人才、浙江省"新世纪151人才工程"第三层次人员、浙江省优秀院长、省级青年岗位能手、宁波市"4321人才工程"第二层次人员、宁波市十大杰出青年、优秀学科带头人、宁波市有突出贡献专家、宁波市优秀科技工作者等称号与奖项。

主持省市级课题19项。近年发表SCI收录论文24篇，其他论文54篇。申请专利10项。出版著作6部。获浙江省医药卫生科技创新奖三等奖4项、宁波市科学技术进步奖二等奖2项，其他奖励5项。

科室简介

宁波市第二医院感染内科成立于2013年3月，是宁波市唯一一家专门诊治疑难发热及疑难细菌、真菌感染的科室，包括发热待查、肺部感染、腹腔感染、复杂性皮肤软组织感染、骨关节感染、脊柱感染、中枢神经系统感染、植入物感染、免疫缺陷患者感染、耐药菌感染等，参与全院抗菌药物管理、感染管理、全院和周边地区发热与疑难感染患者的会诊工作。目前科室固定床位33张，临床医师7名，其中硕士研究生导师2名。

"为发热病人解忧，为感染病人护航"是我科的工作宗旨，在陈琳主任的带领下，经过近10年的努力，科室在发热待查及疑难感染诊治方面取得了一定的成绩，患者辐射宁波周边地区，获得了患者与同行的一致好评。

科室开设公众号"华美感染"，撰写并推广科普文章，传播健康知识和健康理念，公众号阅读量不断创新高。在科研工作中，主持和参与多项省部级课题，获浙江省医药卫生科技创新奖三等奖1项、浙江省医药卫生科技三等奖2项、宁波市科学技术进步奖二等奖1项，发表SCI收录和国内核心期刊论文70余篇。

我科谨记"健康所系，性命相托"的誓言，新冠疫情暴发以来，我科全体成员冲锋在前，积极加入抗疫第一线，获评"宁波市抗击新冠疫情先进集体"称号，科室多名成员获评"宁波市抗击新冠肺炎疫情先进个人"称号。

前　言

　　发热是临床的常见症状之一，其病因多且复杂，诊治却并不简单。如何从相同的症状"发热"中区分不同的疾病，进行针对性的治疗，非常考验临床医师的诊治思维能力——如何在错综复杂的临床表征中去寻找诊断线索，并作出正确诊断和治疗，对患者的生命安全至关重要。鉴于此，本书精心整理了22例疑难发热性疾病病例，包括少见病原体的感染、罕见部位的感染、血管炎、恶性肿瘤等疾病的诊疗过程，期望通过临床上这些疑难发热性疾病病例分析，使读者获得裨益，为更多的发热患者争取生存时间。同时，也期望读者通过汲取病例诊治过程中的经验与教训，提高临床医师去伪存真、临床思维和决策能力。

　　随着科学技术的发展，临床中应用先进仪器和技术，如正电子发射计算机断层显像（PET-CT）、宏基因组二代测序（mNGS）等在"发热待查"中的应用，将一部分发热性疾病的病因化繁为简。编者团队诊疗的一些血管炎、隐匿性肿瘤、隐匿性感染灶，常通过PET-CT的检查最终得以诊断；一些罕见病原微生物感染、立克次体感染、病毒感染，甚至一些血液肿瘤等通过mNGS最终确诊。我们不反对在临床上充分应用先进仪器，但我们不提倡以仪器为中心的诊疗过程。疾病的诊断，仍然离不开细致询问病史、仔细查体和常规检查后的分析判断。每一种疾病均有其共性和特性，通过不断积累，抽丝剥茧、有的放矢，最终达到精准诊断和治疗疾病的目的，临床医师的诊

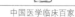

断、治疗能力也会因此提升。

　　感谢所有编者在繁忙的医疗工作之余对本书收纳病例的筛选与分析。因编者知识的局限性，错误在所难免，衷心希望各位读者给予批评和斧正。

编者

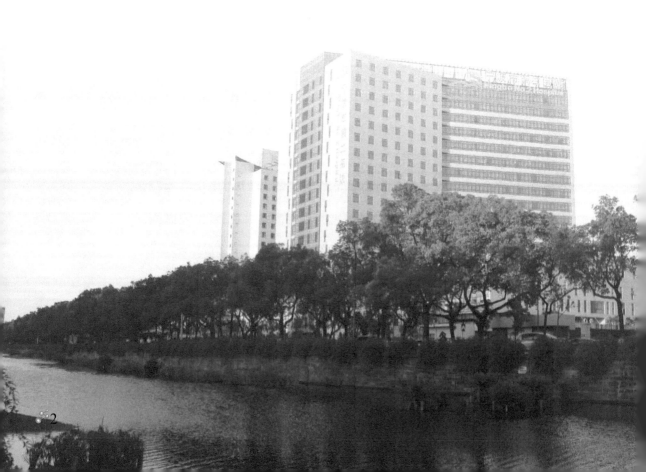

目 录

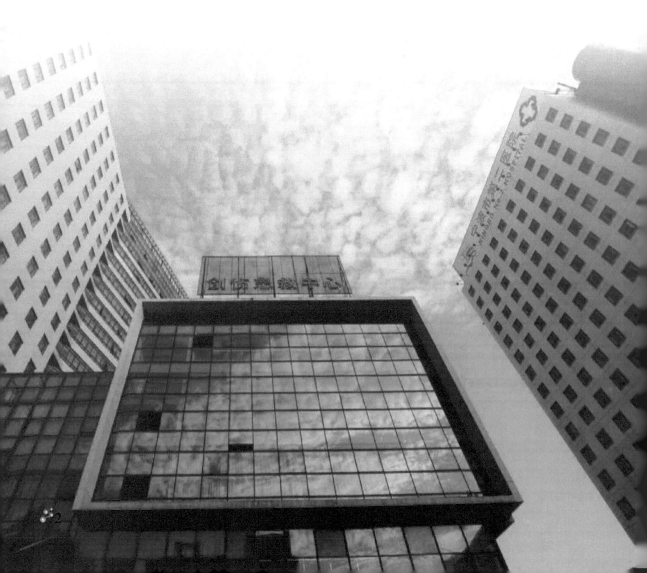

病例 1
以"发热伴呕吐"为表现的
感染性静脉窦血栓一例

病情介绍

患者，女性，70 岁，因"发热伴呕吐 6 天"于 2018 年 9 月 4 日入住宁波市第二医院（以下称"我院"）感染科（以下称"我科"）。

现病史：患者 6 天前食用冰西瓜后出现发热，最高体温 40 ℃，伴畏寒寒战、伴恶心呕吐，呕吐较剧，呈喷射性，呕吐物为胃内容物，有头痛，无腹痛、腹泻等不适，于当地医院住院治疗，先后接受"左氧氟沙星针＋依替米星针"抗感染 2 天、"美罗培南针 1 g，ivgtt，q8 h"抗感染 3 天，恶心、呕吐、头痛好转，但仍有发热，输液时有畏寒寒战，不排除输液反应，故来就诊。

既往史：有高血压病史 10 余年，血压控制可。

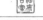

个人史：有青霉素类过敏，表现为输注后皮疹。

查体：体温 37 ℃，脉搏 60 次 / 分，呼吸 18 次 / 分，血压 125/70 mmHg。心肺听诊无殊，腹部无明显压痛、反跳痛，颈无抵抗。

辅助检查：2018 年 8 月 29 日，外院血常规示白细胞计数（WBC）11.1×10^9/L，中性粒细胞百分比（N ％）92.2%；C 反应蛋白（CRP）14.9 mg/L；肝功能示谷丙转氨酶（ALT）120 U/L，门冬氨酸氨基转移酶（AST）240 U/L；降钙素原（PCT）56.97 ng/mL。外院胸部 CT（2018 年 8 月 30 日）示左肺上叶炎症可能。外院头颅 MRI 平扫（2018 年 9 月 1 日）未见明显异常。

初步诊断：①感染性发热；②肝功能异常；③高血压病。

诊治经过

诊治思路 1：①患者食用冰西瓜后当日即出现恶心呕吐、高热、畏寒寒战，PCT 增高明显，外院胸部 CT 未见明显炎症样改变，且患者无咳嗽、咳痰症状，根据患者病史特点，考虑消化系统感染、细菌入血引起的脓毒血症可能，首先考虑革兰氏阴性菌。②患者输注美罗培南时有畏寒寒战，详细询问后发现并非每次输液都有畏寒寒战情况，故首先考虑其为感染引起。③经外院治疗后患者体温高峰有所下降，抗感染方案有效，与患者及其家属沟通后继续"美罗培南针 1 g，ivgtt，q8 h"抗感染。④下一步诊治方案：继续以上治疗抗感染，完善检查明确感染部位和病原体。

诊治经过 1：

入院后血常规示 WBC 11.5×10^9/L，N ％ 67.2%；CRP 50.93 mg/L；PCT 3.74 ng/mL；红细胞沉降率（ESR）47 mm/h；全腹增强

CT 未见明显异常；心脏彩超未见赘生物。入院后体温变化见图 1-1。

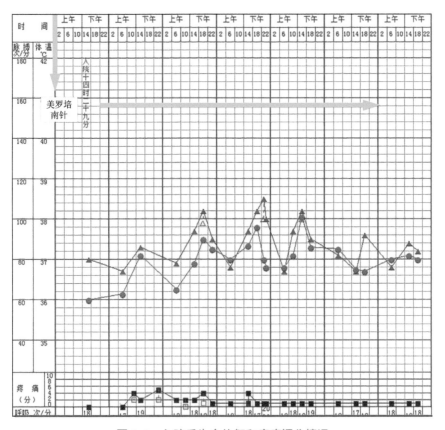

图 1-1　入院后生命体征和疼痛评分情况

患者经美罗培南针抗感染后，虽炎症指标较外院明显下降，但仍有发热，且入院后再次出现频繁头痛，急诊头颅 CT 未见明显异常，2018 年 9 月 6 日行腰椎穿刺，颅压 200 mmH$_2$O，脑脊液常规、生化示细胞数和蛋白质正常（表 1-1、表 1-2），脑脊液涂片细菌、抗酸杆菌、隐球菌阴性；脑脊液细菌培养无殊。

表 1-1　患者脑脊液常规结果

编号	项目名称	结果	单位	参考值范围
1	标本性状	合格	—	—
2	红细胞计数	0	/μL	阴性
3	外观	无色，清晰	—	—
4	白细胞计数	3	/μL	< 10/μL
5	潘氏试验	阴性	—	阴性

表 1-2　患者脑脊液生化结果

编号	项目名称	结果	参考值范围
1	标本性状	合格	—
2	腺苷脱氨酶	1 U/L ↓	1.4 ～ 1.8 U/L
3	葡萄糖	6.31 mmol/L ↑	2.2 ～ 3.9 mmol/L
4	乳酸脱氢酶	20 IU/L	8 ～ 32 IU/L
5	氯	119.4 mmol/L	118 ～ 132 mmol/L
6	微量白蛋白	0.23 g/L	—
7	微量总蛋白	0.357 g/L	0.15 ～ 0.45 g/L

诊治思路 2：患者脑脊液压力增高，但脑脊液常规、生化无殊，不符合脑膜炎表现。脑脊液压力增高的原因有：①脑组织体积增加，如脑水肿、颅内占位；②脑脊液量增加，如脑脊液吸收障碍和脑脊液分泌过多；③颅内血流量增加。目前外院头颅 MRI 平扫、我院头颅 CT 平扫未提示脑水肿和颅内占位性病变，是否有脑脊液吸收障碍和颅内血流异常的问题，需进一步排查，故行头颅增强 MRI。

诊治经过 2：

2018 年 9 月 11 日头颅增强 MRI 示右侧中耳胆脂瘤可能；右侧乙状静脉窦充盈缺损，栓子可能性大，右侧小脑幕脑膜强化，提示中耳乳突炎症累及颅内（？）（图1-2）。

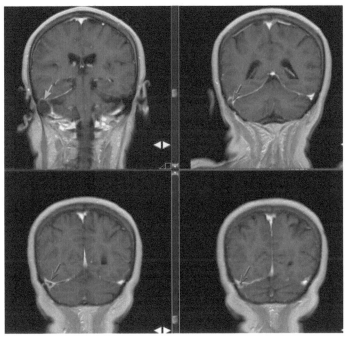

红色箭头处为右侧乙状静脉窦血栓；绿色箭头处为右侧中耳胆脂瘤。

图1-2 头颅增强MRI

（图片来源：宁波市第二医院影像科华奇峰医生）

再次追问病史，患者反复右耳流脓半年余，此次发病时有耳流脓。2018年9月12日，行头颅MRV示右侧横窦、乙状窦、颈内静脉未见明确显影，可见多发侧支循环形成，余上矢状窦、直窦、窦汇、左侧乙状窦和颈内静脉显影良好，腔内未见充盈缺损，管腔未见扩张、狭窄和闭塞征象。深静脉通畅，浅静脉未见迂曲扩张改变。

五官科会诊建议暂不予手术处理，予氧氟沙星滴耳，五官科门诊随诊；脑外科会诊建议行全脑血管造影检查。患者拒绝全脑血管造影检查，对疾病不理解，经美罗培南针抗感染、低分子肝素抗凝治疗后体温下降，头痛情况有所减轻（图1-3），炎症指标较前好转，要求出院，于 2018 年 9 月 15 日出院，出院后继续华法林抗凝，控制国际标准化比值（INR）在 2～3，脑外科、五官科门诊随访。近期随访患者，患者于 2018 年 11 月外院五官科行手术治疗，目前仍用华法林抗凝中，无发热、头痛等不适。

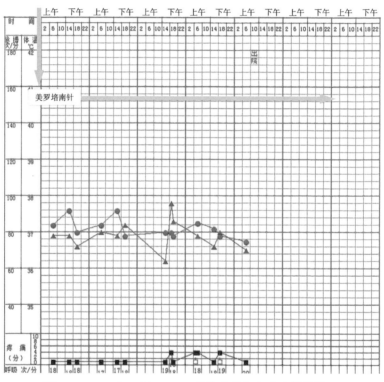

图 1-3　2018 年 9 月 11—15 日生命体征和疼痛评分情况

总结和思考

患者食用冰西瓜这个诱因对前期疾病的判断和诊治造成了一定影响，但纵观患者整个发病过程，确实有很多消化道感染不能解释的地方。值得深思的是，下至规培医师，上至主管医师都没有问出患者有反复耳流脓半年的重要病史。本例患者让我们深深体会了病史的重要性，幸亏医师抓住了患者头痛、颅压高、不能用脑膜炎解释的特点，进行了进一步检查，最终发现了病因。

　　脑静脉窦（图 1-4）血栓是一种特殊类型的脑血管疾病，发病率低，根据病因可分感染性和非感染性两大类。前者是指全身或局部化脓性感染引起的静脉窦血栓形成，常见于中耳、乳突、鼻窦和眼眶部感染灶，经导静脉和板障静脉蔓延到硬脑膜和静脉窦。后者常继发于多种因素，如重型颅脑损伤、消耗性疾病（如结核）、贫血、脱水、妊娠、充血性心力衰竭、恶病质、脑膜瘤、高凝血状态和服用避孕药等。其中中耳乳突炎是感染性静脉窦血栓的最常见原因，胆脂瘤性中耳乳突炎为最易发生的类型。静脉窦血栓最易发生于上矢状窦（62%），其次为横窦（41% ～ 45%）。对于急性静脉窦血栓患者，如无明显禁忌证，要给予抗凝治疗，推荐药物为低分子肝素，如神经系统症状改善或稳定，需口服抗凝药物 3 ～ 12 个月，可选择华法林（控制 INR 在 2 ～ 3），也可选择达比加群酯、利伐沙班、阿哌沙班等新型药物。如疾病无改善，颅压进行性升高，可选择去骨瓣减压、血栓切除术等治疗，具体流程见图 1-5。

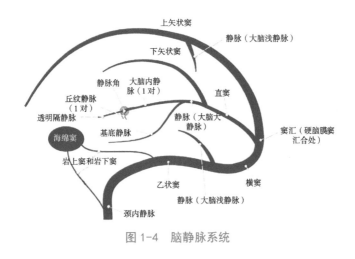

图 1-4　脑静脉系统

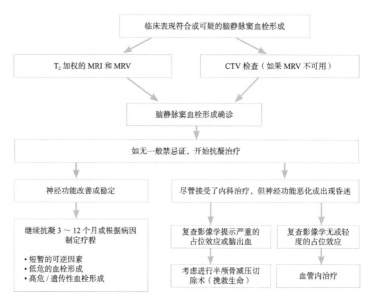

图 1-5　脑静脉窦血栓的管理流程

[资料来源：BUSHNELL C，SAPOSNIK G.Evaluation and management of cerebral venous thrombosis.Continuum（Minneap Minn），2014，20（2）：335-351.]

（作者：顾吉娜、金鹏锋、潘丽芳；审核：陈琳）

参考文献

1. BUSHNELL C，SAPOSNIK G. Evaluation and management of cerebral venous thrombosis. Continuum（Minneap Minn），2014，20（2）：335-351.

2. PATEL S I，OBEID H，MATTI L，et al. Cerebral venous thrombosis：current and newer anticoagulant treatment options. Neurologist，2015，20（5）：80-88.

3. EINHÄUPL K，STAM J，BOUSSER M G，et al. EFNS guideline on the treatment of cerebral venous and sinus thrombosis in adult patients. Eur J Neurol，2010，17（10）：1229-1235.

4. 支兴龙，王建祯，凌锋，等 . 感染性脑静脉窦血栓的临床分析 . 中国临床神经外科杂志，2007，12（4）：214-216.

病例 2
以"发热、皮疹"为表现的成人 Still 病一例

病情介绍

患者，女性，73 岁，因"反复发热 10 天"于 2019 年 7 月 26 日入院。

现病史：

（1）10 天前（2019 年 7 月 16 日）出现发热，具体不详，夜间明显，未诊治，后全身出现散在红色皮疹，高出皮肤表面，无瘙痒疼痛。

（2）2019 年 7 月 20 日血常规示 WBC 13.6×10^9/L，N% 82.3%；CRP 40.3 mg/L。予"左氧氟沙星针"抗感染，"地塞米松 + 葡萄糖酸钙针"抗过敏。7 月 22 日复查血常规示 WBC 19.4×10^9/L，N% 90.4%；CRP 113.2 mg/L；胸部 CT 示两肺少许慢性炎症改变，冠状动脉粥样硬化。

（3）2019年7月23—25日于当地医院住院治疗，7月23日查铁蛋白＞2000 ng/mL，予"哌拉西林钠他唑巴坦钠针＋左氧氟沙星针"抗感染。夜间反复发热，伴头痛，四肢乏力、酸痛，咽痛，皮疹稍有消退，皮疹无典型"热出疹出，热退疹退"特点。

（4）2019年7月25日至另一所医院，查血常规示WBC 12.1×10⁹/L，N% 85.2%；CRP 183.7 mg/L。生化：乳酸脱氢酶（LDH）749 U/L；予"左氧氟沙星针＋头孢曲松针"抗感染。

既往史：既往体健，有"反流性食管炎，胆囊结石"病史。

查体：体温37.5 ℃，心率84次／分，呼吸18次／分，血压156/83 mmHg。神志清，精神可，咽稍红，浅表淋巴结未触及肿大，全身散在红色皮疹，高出皮肤表面，余查体无殊。

初步诊断：感染性发热。

诊治经过

诊治思路1：患者为短期发热的老年女性，无特殊接触史，无外出史，主要病例特点是高热伴皮疹，炎症指标进行性升高，从感染专业出发，首先需考虑细菌感染，需明确部位。患者感咽痛和头痛，是否存在颈部和中枢感染？外院胸部CT提示无殊，未排查腹部，是否存在腹部感染？需完善颈腹部CT、头颅MRI和感染相关指标，必要时完善腰椎穿刺检查。患者外院经验性抗感染效果不佳，是否存在特殊病原体感染可能？需再次详细询问相关病史。另外，患者外院化验结果提示LDH和铁蛋白均明显增高，需考虑非感染性疾病引起发热，如血液系统疾病、风湿免疫相关疾病等。

入院后完善相关检查：2019年7月27日血常规示WBC 17.4×10⁹/L，N % 89.6%，血红蛋白（Hb）114 g/L，血小板（PLT）

161×10^9/L；生化：尿谷草转氨酶（GOT）50 IU/L，LDH 487 IU/L，K^+ 3.44 mmol/L；CRP 325.27 mg/L，PCT 0.48 ng/mL，ESR 73 mm/h；女肿瘤全套：铁蛋白 31 775 ng/mL；甲状腺功能：总 T_3 0.67 nmol/L，游离 T_3 2.91 pmol/L；Th_1/Th_2：IL-4 3.5 pg/mL，IL-6 480.62 pg/mL，IL-10 7.37 pg/mL。肌钙蛋白、凝血功能、输血前检查＋丙肝抗原、T 细胞斑点检测（T-SPOT）、抗链球菌溶血素 O（抗 O）、类风湿因子（RF）、自身抗体、抗中性粒细胞抗体、过敏原检测、尿常规、血培养均阴性。颈部 CT 未见明显异常；两侧颈部多大小淋巴结。腹部 CT：①胆囊多发结石伴慢性炎症；②肝左外叶小低密度影；③肠系膜区多发小淋巴结，大部分伴钙化；④盆腔少量积液。7 月 29 日甲状腺 B 超示右侧甲状腺胶质结节。心脏彩超示三尖瓣少量反流，左室舒张功能减低。头颅 MRI 示脑白质变性，建议随访复查。

诊治经过 1：

入院在完善相关检查同时，初始考虑炎症指标明显高，短期发热，感染不能排除，予 "哌拉西林钠他唑巴坦钠针 4.5 g，ivgtt，q8 h" 经验性抗感染治疗 3 天，期间仍有反复高热，体温波动在 38～39 ℃，住院第 3 天出现全身皮疹较前增多，伴瘙痒，当时无咽痛，无头痛等，考虑药物因素不能排除，予停药观察体温，此后 3 天患者仍有发热，体温波动在 38 ℃左右，皮疹发热时明显，热退后稍有缓解。综合患者入院后抗感染效果欠佳，反复详细询问病史后无生食海鲜史，无结核感染患者接触史，无其他特殊接触史，非免疫抑制状态，此时需考虑非感染性疾病所致发热，自身抗体和抗中性粒细胞抗体相关检查均阴性，排除大部分风湿免疫相关疾病，结合患者入院后铁蛋白

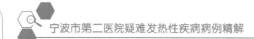
和 LDH 仍异常高，此时需考虑是否存在淋巴瘤、血管炎、成人 Still 病，需完善骨髓穿刺和 PET-CT 等检查。

2019 年 7 月 27 日骨髓穿刺涂片报告：未见明显异常。

2019 年 7 月 31 日 PET-CT：①全身骨髓代谢氟代脱氧葡萄糖（FDG）增高，脾脏轻度饱满伴 FDG 代谢弥漫性增高，需鉴别血液系统疾病和感染性病变所致上述改变，建议结合临床和骨髓穿刺。②老年脑改变伴侧脑室旁白质变性。③两侧中耳乳突炎症；两侧筛窦、上颌窦炎症；甲状腺两叶密度不均，FDG 代谢未见增高，建议 B 超随访；左锁骨上小淋巴结炎。④右肺中叶钙化灶；左肺上叶舌段、右肺中叶纤维条索灶；两侧肺门、纵隔淋巴结炎；双侧胸腔少量积液；主动脉、左侧冠状动脉钙化。⑤食管下段炎症；肝左叶囊肿考虑；胆囊结石；肝门部小淋巴结炎；十二指肠降段憩室；肠系膜根部多发钙化淋巴结。⑥盆腔少量积液。⑦脊柱退行性变：$L_{4\sim5}$、$L_5 S_1$ 椎间盘突出。

2019 年 8 月 1 日骨髓穿刺活检报告：骨髓增生大致正常，粒、红、巨三系细胞增殖伴粒系细胞比例增大，未见明确淋巴瘤证据，请结合临床和相关检查。

诊治思路 2：患者入院 6 天仍有反复发热，同时伴皮疹存在。发热伴皮疹相关分析见表 2-1。患者 PET-CT 和骨髓穿刺均无相关淋巴瘤、动脉炎、血管炎等证据提供，停药后仍有反复发热，指标未见变化，药物热不考虑，结合表 2-1，排除其他疾病后，需考虑成人 Still 病，其诊断标准如下（表 2-2、表 2-3）。

表 2-1 发热伴皮疹相关疾病

疾病		斑疹、丘疹	疱疹、大疱	荨麻疹	瘀点、瘀斑	结节
感染性疾病	细菌	伤寒	假单胞菌、链球菌、奈瑟菌、弧菌感染	–	感染性心内膜炎	分枝杆菌感染
	真菌	–	–	–	–	侵袭性真菌感染
	病毒	EB 病毒感染、肠道病毒感染、人类免疫缺陷病毒感染	–	–	–	–
	寄生虫	–	–	急性血吸虫病	–	–
非感染性炎症性疾病	典型疾病	系统性红斑狼疮、皮肌炎、成人 Still 病、血管炎、Sweet 综合征	–	–	–	–
	肿瘤	淋巴瘤	–	–	血液系统病	恶性肿瘤
	其他	药物热	药物热	药物热		

表 2-2 成人 Still 诊断标准：Cush 分类标准

必备条件	发热 ≥ 39 ℃
	关节痛或关节炎
	类风湿因子 < 1：80
	抗核抗体 < 1：100
另需具备下列任何 2 项	WBC ≥ 13×10⁹/L
	皮疹
	胸膜炎或心包炎
	肝大或脾大或淋巴结肿大

表 2-3 成人 Still 诊断标准：Yamaguchi 标准

主要条件	发热 ≥ 39 ℃并持续 1 周以上
	关节痛持续 2 周以上
	典型皮疹
	WBC ≥ 13×10⁹/L
次要条件	咽痛
	淋巴结肿大和（或）脾大
	肝功能异常
	类风湿因子和抗核抗体阴性

注：需排除：感染性疾病、恶性肿瘤和其他风湿免疫相关疾病。符合 5 项或更多条件（至少含 2 项主要条件），可做出诊断。

最终诊断：结合表 2-2、表 2-3，逐条比对，本例患者成人 Still 病诊断成立。

诊治经过 2：患者在相应激素治疗后体温平稳（图 2-1、图 2-2），复查炎症指标下降后出院，后续电话随访，口服小剂量泼尼松维持下未出现再次发热，患者在当地医院定期复查。

图 2-1　2019 年 7 月 26 日体温单和用药概况

2019 年 7 月 27 日与后续指标变化见表 2-4。

相关知识点：

成人 Still 病是一组病因和发病机制不明的临床综合征，临床以高热、一过性皮疹、关节炎（痛）和白细胞升高为主要表现，严重者可伴有系统损害。发热作为最常、最早出现的症

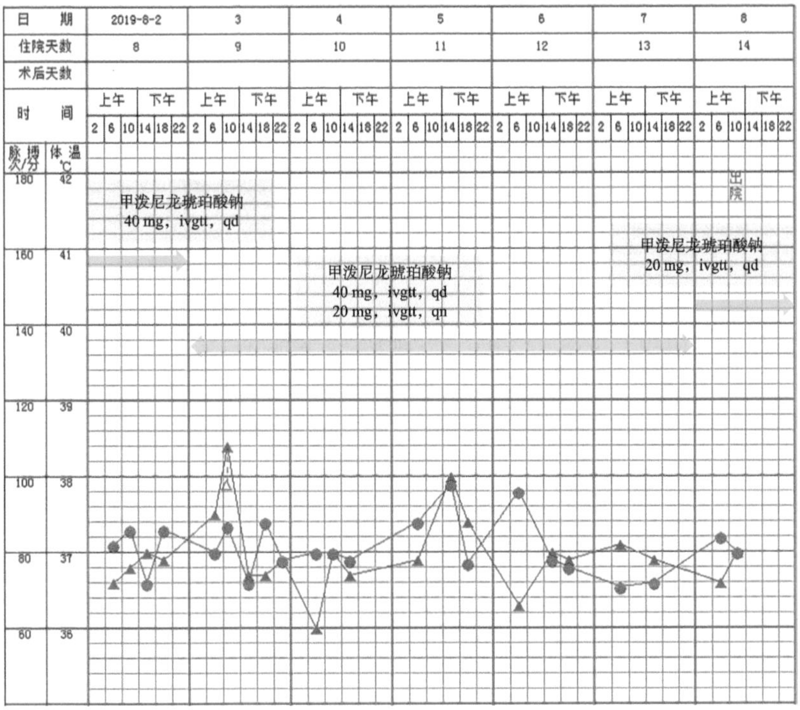

图 2-2 2019 年 8 月 2 日体温单和用药概况

状，基本上所有患者都有体现，而同时表现有关节痛、关节炎的患者基本首诊风湿免疫科，诊断疾病较容易；而仅有反复发热或发热伴皮疹、咽痛、淋巴结肿大的不典型表现的患者基本首诊会在感染科，此时对于诊断极其有帮助的一个证据，应该是铁蛋白明显升高。

表 2-5、表 2-6 是国内有关文献对铁蛋白对成人 Still 病诊断意义的研究，我院感染科近期收治的 13 例成人 Still 病相关表现如表 2-7 所示。

笔记

表 2-4　2019 年 7 月 27 日与后续指标变化

时间	WBC/（×10⁹/L）	N/%	CRP/（mg/L）	LDH/（IU/L）	铁蛋白/（ng/mL）
2019 年 7 月 27 日	17.4	0.896	325.27	487	31 775
2019 年 7 月 29 日	16.6	0.893	99.41	354	–
2019 年 8 月 1 日	16.1	0.911	144.23	341	4010
2019 年 8 月 4 日	16.6	0.862	90.2	296	3843.8
2019 年 8 月 8 日	15.4	0.842	32.24	246	2576.9

表 2-5　124 例 "不明原因发热" 患者病种分布和血清铁蛋白的水平

组别		例数/个	范围	四分位数	中位数	$\bar{X} \pm s$
全部		124	19.4～54 924.1	175.8～1630.6	420.5	2832±8321
成人 Still 病		38	92.3～54 924.1	1037.0～6732.3	2168.1	7930±13 758
非成人 Still 病	急慢性感染	12	24～1385	120.4～648.1	311.6	428±406
	癌症	4	117.3～738.9	197.3～511.8	281	355±268
	其他结缔组织病	27	22.3～2746.0	104.8～339.3	192	335±522
	血液系统疾病	43	19.4～7542.4	169.7～774.0	301.4	797±1347
	总计	86	19.4～7542.4	153.0～587.7	262.6	580±1026

表 2-6   血清铁蛋白水平不同截断点时对诊断成人 Still 病的意义

截断点 / 统计项目	≥ 750 μg/L	≥ 1250 μg/L	≥ 2500 μg/L
成人 Still 病	31/38	26/38	15/38
非成人 Still 病	15/86	9/86	3/86
敏感性 /%	81.58	68.42	39.47
特异性 /%	82.56	89.53	96.51
阳性预测值 /%	67.39	74.29	83.33
阴性预测值 /%	91.03	86.52	78.3
误诊率（假阳性率）/%	17.44	10.47	3.49
漏诊率（假阴性率）/%	18.42	31.58	60.53
约登指数 /%	64.1	58	36
阳性似然比	4.7	6	11.3
阴性似然比	0.24	0.35	0.63

[资料来源：连帆，杨岫岩，梁柳琴，等 . 血清铁蛋白水平对成人斯蒂尔病诊断的临床价值 . 中华风湿病学杂志，2005，9（6）：338-341.]

　　成人 Still 病的关键点在于诊断难，且治疗也并非易事。对于轻症患者可首先单用非甾体抗炎药，而从收治经验而言，就诊于我科的患者单用非甾体抗炎药病情不能缓解，一般需加用糖皮质激素，部分伴有系统损害、病情较重者应使用中到大量糖皮质激素。病情严重者（如顽固发热、重要脏器损伤、严重血管炎、ESR 极快等）需使用大剂量激素，甚至需冲击剂量，每次 500 ～ 1000 mg。对于激素不能控制发热或激素减量即复发者，需及早加用缓解疾病进展的抗风湿药，一般首选甲氨蝶呤，必要时可予生物抑制剂，此时需警惕继发感染可能。

表 2-7 我院感染科近期收治的 13 例成人 Still 病患者常见表现

序号	年龄/岁	性别	体温热峰/℃	峰值次数	WBC/(×10⁹/L)	N/%	CRP/(mg/L)	铁蛋白/(ng/mL)	PCT/(ng/mL)	临床表现	ESR/(mm/h)
1	21	女	39.6	2	28.4	92.7	321.67	5178.6	0.71	皮疹、关节、肌肉痛，咽痛	78
2	24	女	39.5	2	6.6	73.9	50.75	1491.9	0.12	有，无瘙痒	74
3	45	女	39.5	2	24.6	84.5	181.42	1114.1	0.19	皮疹、关节痛	105
4	45	女	39	1	8.9	84.7	49.24	＞1650	0.13	皮疹、咽痛，关节痛	40
5	51	女	39.4	2	8.2	84.2	200.7	34 836.6	0.36	有，瘙痒	87
6	28	男	39.8	1	7	41.1	4.29	＞1650	0.07	有，瘙痒	35
7	32	男	40.3	2	21.4	92.2	281.72	＞1650	3.36	无	73
8	36	男	38.4	1	3.8	65.7	29.49	＞1650	0.15	无	56
9	53	男	39.6	1	14.3	71	103.55	1313.8	1.08	无	9
10	61	男	38.4	1	13.6	72.9	115.8	833.7	–	无	93
11	61	男	39	1	10.6	91.4	168.23	13 135	0.12	有，咽部和腘窝处不适	–
12	62	男	39	1	18.5	85.5	43.13	＞1650	0.3	有，瘙痒，咽痛	65
13	83	男	39	2	6.9	88.5	81.63	1786.2	0.07	无	55

总结和思考

本例患者以短期发热伴皮疹、炎症指标和铁蛋白高为表现，排除其他各种诊断可能后，最后考虑成人 Still 病，激素治疗后效果佳。在此仍要强调成人 Still 病为排他性诊断，在没有排除感染、血液系统疾病（特别是淋巴瘤）和其他风湿免疫相关疾病时，不可轻易下此诊断，即使当时基本排除，对以成人 Still 病治疗效果佳的患者，仍需积极随访，必要时应多次骨髓穿刺以排查淋巴瘤。

（作者：潘丹美、金鹏锋；审核：陈琳）

参考文献

1. 《中华传染病杂志》编辑委员会 . 发热待查诊治专家共识 . 中华传染病杂志，2017，35（11）：641-655.

2. 陈灏珠 . 实用内科学 . 14 版 . 北京：人民卫生出版社，2013：2622-2624.

3. 连帆，杨岫岩，梁柳琴，等 . 血清铁蛋白水平对成人斯蒂尔病诊断的临床价值 . 中华风湿病学杂志，2005，9（6）：338-341.

4. 中华医学会风湿病学分会 . 成人斯蒂尔病诊断及治疗指南 . 中华风湿病学杂志，2010，14（7）：487-489.

5. 中华医学会风湿病学分会 . 成人斯蒂尔病诊治指南（草案）. 中华风湿病学杂志，2004，8（1）：54-55.

病例 3
以"旅行归来后发热、肺炎"
为表现的皮肌炎一例

病情介绍

患者，男性，60岁，因"乏力半月余，发热10天"于2019年1月7日入住我科。

现病史： 患者半月余前于柬埔寨旅行中感乏力，体温未测，乏力进行性加重，遂回国后于当地医院就诊，测体温有发热，无其他明显不适。于当地医院住院10天，使用"哌拉西林钠他唑巴坦钠针 4.5 g，ivgtt，bid"（2018年12月30日—2019年1月4日）和"亚胺培南西司他丁钠针 1 g，ivgtt，q8 h"（2019年1月4—7日）抗感染治疗，效果欠佳。

既往史： 有高血压病病史10余年，2型糖尿病9年，食管癌术后5年。食管癌定期复查无复发迹象。

个人史： 2018年12月14—19日去柬埔寨旅行。

辅助检查： 2018 年 12 月 29 日，当地医院血常规示 WBC 6.4×10^9/L，N% 67.4%；生化：白蛋白（ALB）25.7 g/L，K^+ 2.9 mmol/L；CRP 53.9 mg/L；ESR 44 mm/h；糖化血红蛋白（HbA1c）10.3%；血培养阴性；RF 阴性；肥达反应阴性；自身抗体 1∶100。2018 年 12 月 28 日，当地医院胸部 CT 示右肺中下叶、左肺下叶炎症（图 3-1）；两侧支气管病变，两肺上叶肺气肿、肺大疱；两侧胸腔积液；右肺中叶小结节灶与 2015 年 2 月 11 日结果相仿。2019 年 1 月 1 日，当地医院肾上腺增强 CT 未见异常。2019 年 1 月 2 日，当地医院头颅 MRI 无殊；心脏彩超示主动脉弹性减退、左室舒张功能减退；肝胆脾胰、甲状腺、颈部、泌尿系 B 超未见明显异常。2019 年 1 月 3 日，当地医院 PCT 正常，CRP 60.7 mg/L，K^+ 4.09 mmol/L。

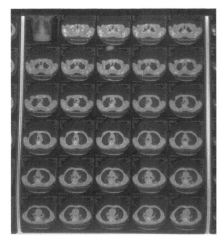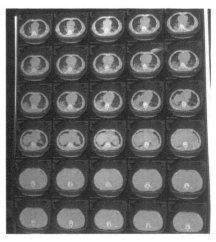

图 3-1　2018 年 12 月 28 日当地医院胸部 CT，可见右肺中下叶、左肺下叶斑片影

查体： 体温 36.5 ℃。神志清，精神软，全身浅表淋巴结未及肿大，双肺呼吸音粗，两下肺可闻及湿性啰音。心律齐，四肢肌力 5 级，尾骶部可见一 1 cm 左右褥疮。

入院诊断：①发热待查：感染（？），非感染（？）；②2 型糖尿病；③高血压病；④食管癌术后；⑤痛风；⑥动脉粥样硬化。

诊治经过

诊治思路 1：

①外院胸部 CT 示两肺炎症，但患者呼吸道症状轻，主要表现为极度疲乏，外院住院 10 天，尾骶部已形成明显褥疮，这不是普通肺炎能够解释的，除肺炎外有否其他情况？②患者为旅行归来后的发热患者，旅行国家为柬埔寨，我们需抓住这个重要线索。

旅行归来后常见的发热原因有疟疾、呼吸系统感染、胃肠炎、登革热、伤寒、甲型病毒性肝炎、立克次体感染等，最常见的为虫媒性疾病，亚洲旅行者登革热、伤寒、细菌性肺炎、甲型病毒性肝炎、疟疾都好发（表 3-1、表 3-2、图 3-2）。需仔细询问患者流行病学史，如哪日开始发热、有否蹚水、有否丛林游玩、有否生吃食物、有否虫咬史、有否腹泻等，需查看患者有否皮疹。但进一步询问病史后，并没有得到有意义的线索，患者虽乏力时未监测体温，但入住医院当日体温是正常的，住院第 2 天才出现发热，在柬埔寨时未去丛林，无虫咬史，查体未见充血、出血型皮疹，也未见焦痂。

表 3-1　旅行归来后的发热原因

诊断	例数 /%	诊断	例数 /%
疟疾	62（27%）	单纯疱疹	2（1%）
呼吸系统感染	56（24%）	深部组织脓肿	2（1%）
胃肠炎	33（14%）	脑膜炎	2（1%）
发热性疾病，无确诊病因	22（9%）	尿路感染	2（1%）
登革热	18（8%）	败血症	1（0.4%）
伤寒	8（3%）	蜂窝织炎	1（0.4%）
甲型病毒性肝炎	6（3%）	华支睾吸虫病	1（0.4%）
立克次体感染	5（2%）	播散性曲霉菌病	1（0.4%）
热带溃疡	5（2%）	急性 EB 病毒感染	1（0.4%）
结缔组织病	4（2%）	类鼻疽	1（0.4%）
急性脑炎	3（1%）	结节性红斑	1（0.4%）
肾盂肾炎	3（1%）	甲状腺功能亢进	1（0.4%）
阿米巴原虫感染	2（1%）	艾滋病	1（0.4%）

[资料来源：O'BRIEN D, TOBIN S, BROWN G V, et al.Fever in returned travelers: review of hospital admissions for a 3-year period.Clin Infect Dis, 2001, 33（5）: 603-609.]

表 3-2　疾病地理分布　　　　　　　　　　　　　　　（例 /%）

诊断	亚洲	太平洋地区	非洲	中东	拉丁美洲
细菌性肺炎	8（57）	4（29）	2（14）	0（0）	0（0）
登革热	17（95）	1（5）	0（0）	0（0）	0（0）
疟疾	18（32）	26（38）	21（32）	0（0）	2（3）
甲型病毒性肝炎	3（50）	4（67）	0（0）	0（0）	0（0）
伤寒	7（88）	0（0）	1（13）	1（13）	0（0）

[资料来源：O'BRIEN D, TOBIN S, BROWN G V, et al.Fever in returned travelers: review of hospital admissions for a 3-year period.Clin Infect Dis, 2001, 33（5）: 603-609.]

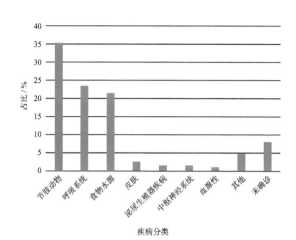

图 3-2　根据传播方式将疾病分组，调查的发热原因

[资料来源：O'BRIEN D，TOBIN S，BROWN G V，et al. Fever in returned travelers：review of hospital admissions for a 3-year period.Clin Infect Dis，2001，33（5）：603-609.]

下一步诊治方案：评估有否其他部位感染，有否特殊病原体感染。

入院后完善相关检查：

（1）入院后实验室检查：2019 年 1 月 7 日，血常规示 WBC 8.7×10^9/L，N% 78.4%，Hb 129 g/L，PLT 213×10^9/L；生化示 ALB 30 g/L，K^+ 3.97 mmol/L；CRP 93.34 mg/L；PCT 2.25 ng/mL；ESR 39 mm/h。

（2）入院后器械检查：2019 年 1 月 8 日胸 + 全腹 CT 示两肺散在感染性病变可能，两侧胸腔积液，左侧为著；食管癌术后改变（？）；全腹 CT 未见明显异常（图 3-3）。心脏彩超未见明显异常。

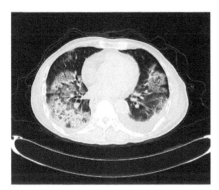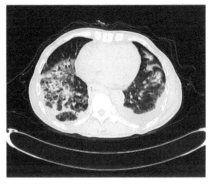

图 3-3　2019 年 1 月 8 日胸部 CT 示两肺斑片影，部分磨玻璃样改变，两侧少量胸腔积液

诊治思路 2：

入院后完善检查，除肺炎外，未见明显其他部位感染，对比 2019 年 1 月 8 日胸部 CT，病灶明显增多，查血气分析（未吸氧下）示 pH 7.47，PCO_2 35.2 mmHg，PO_2 56 mmHg，SaO_2 90.7%，为 I 型呼吸衰竭。我们再次面临难题，外院已用过"哌拉西林钠他唑巴坦钠""亚胺培南西司他丁钠"抗感染，而效果欠佳。患者的肺部病原体可能是什么？需给予何种药物经验性治疗？

根据流调，肺炎支原体和肺炎链球菌是我国成人社区获得性肺炎重要病原体，其他常见病原体包括流感嗜血杆菌、肺炎衣原体、肺炎克雷伯菌和金黄色葡萄球菌，铜绿假单胞菌、鲍曼不动杆菌少见。重症社区获得性肺炎的可能病原体有：肺炎链球菌、流感嗜血杆菌、卡他莫拉菌、金黄色葡萄球菌、军团菌、病毒、真菌等。结合患者影像学表现、外院用药情况、临床表现和实验室检查，我们首先考虑病毒、军团菌可能性大，抗甲氧西林金黄色葡萄球菌及其他特殊病原体不排除，特别是患者有柬埔寨旅行史，可能有当地的特殊病原体，在给予"奥

笔记

25

司他韦胶囊＋莫西沙星针＋阿奇霉素胶囊"抗感染治疗同时，我们积极行血培养、痰培养检查。因患者极度疲乏，一般状况差，无法耐受气管镜，拟行胸腔积液穿刺送二代测序，但因患者服用阿司匹林，B超显示仅有 2 cm 胸水，介入科建议停用阿司匹林 3 天后再行胸腔穿刺术。

就在这时，患者家属提供重大临床线索，因我们反复询问皮疹情况，患者妻子诉患者手背有皮疹 2 个月，有脱屑，目前较前已有好转（图 3-4），眶周也有少许红色皮疹。再次询问病史，患者乏力 2 个月，进行性加重，查体示四肢近端肌力无明显减退，肌酶正常。但患者具有典型皮肌炎皮疹，那么肺部病变是否为皮肌炎累及呢？主管医师立即让患者外送肌炎抗体检测，并予加用"甲泼尼龙琥珀酸钠针 40 mg，iv，qd"抗感染。

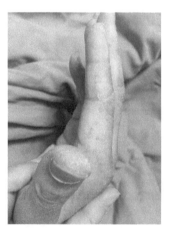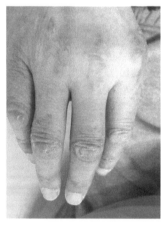

图 3-4　患者双侧手背典型 Gottron 疹并可见技工手

患者在经验性治疗后无发热，无胸闷、气促加重，无氧饱和度进行性下降，复查炎症指标较前下降（图 3-5）。

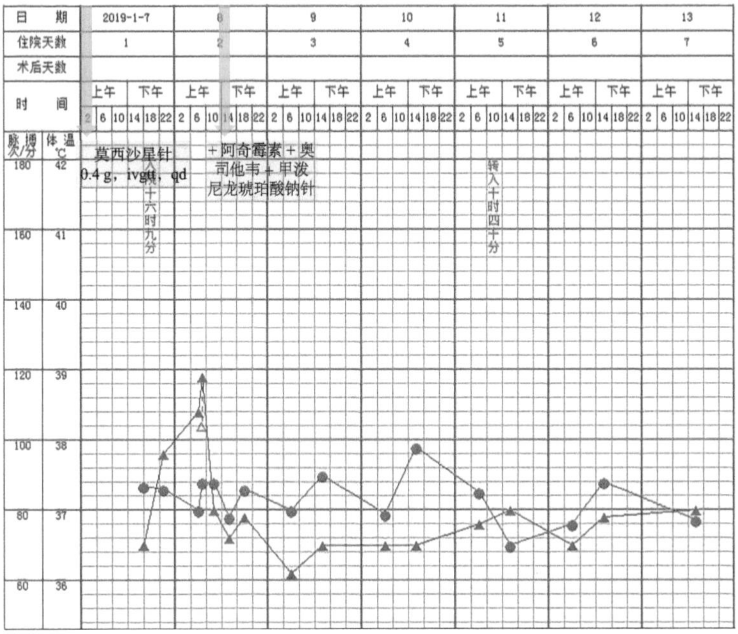

图 3-5　患者住院后体温情况

最终诊断：于患者痰涂片中找到真菌孢子、革兰氏阳性杆菌，痰培养示白色假丝酵母菌 ++（考虑定植可能性大），外送军团菌尿抗原阴性。肌炎抗体谱示抗 MDA5 抗体 IgG（+++）。故诊断为临床无肌病性皮肌炎、间质性肺病。请风湿免疫科会诊后，此型皮肌炎病死率为 30%～70%，迅速将患者转到风湿免疫科予"甲泼尼龙琥珀酸钠针 500 mg，ivgtt，qd"冲击 +"丙种球蛋白 20 g，ivgtt，qd"治疗。

诊治经过：风湿免疫科按以上方案治疗 3 天后，因此型皮肌炎凶险，患者转至上海某医院继续诊疗，2019 年 1 月 15—17 日予"甲泼尼龙琥珀酸钠针 80 mg，ivgtt，q12 h"+"丙种球蛋白 20 g，ivgtt，qd"治疗；查支气管镜肺泡灌洗液培养大肠埃希菌（++）（β - 内酰胺酶阳性）、痰培养大肠埃希菌（++++）（予"美罗培南针 1 g，ivgtt，q8 h"抗感染）、胸腔积液薄层细胞学检查见异型细胞伴退行改变；2019 年 1 月 17 日改"甲泼尼龙琥珀酸钠针 40 mg，ivgtt，q12 h"后呼吸困难加重，氧饱和度下降，再次加量激素至"80 mg，ivgtt，q12 h"，氧饱和度仍低下，于 2019 年 1 月 23 日转回我院风湿免疫科，2019 年 1 月 25 日死亡。

总结和思考

2018 年 4 月以来，笔者已在我科诊治了 3 例肌酶正常的肌炎患者，他们存在着极大的临床异质性——1 例为发热和关节痛待查，最后诊断为抗 OJ 抗体阳性的抗合成酶抗体综合征；1 例为间质性肺炎，最后诊断为抗 PL-12 抗体阳性的抗合成酶抗体综合征；1 例即为本例患者。笔者会诊了 1 例发热、多脏器功能不全的抗 TIF1-γ 阳性肌炎患者，其之后出现了间质性肺炎。故临床医师在临床工作中需警惕此类疾病。

抗 MDA5 抗体阳性常见于临床无肌病性皮肌炎患者，此类型皮肌炎 78.9% 的患者可发生急性、亚急性间质性肺炎，抗 MDA5 抗体是皮肌炎合并急性、亚急性间质性肺炎的敏感性、特异性的血清学指标，也是皮肌炎合并间质性肺炎死亡的独立因素。本例患者自在我科就诊到最终死亡仅仅 16 天，文献报道早期诊断和治疗此类型皮肌炎可改善患者预后，我们虽最终无法扭转患者的诊治结果，但仍感慨临床中处处存在挑战，留给我们的诊断时间仅为 72 小时！

（作者：顾吉娜、金鹏锋、潘丽芳；审核：蔡挺）

参考文献

1. 刘又宁，陈民钧，赵铁梅，等 . 中国城市成人社区获得性肺炎 665 例病原学多中心调查 . 中华结核和呼吸杂志，2006，29（1）：3-8.

2. BAO Z，YUAN X，WANG L，et al. The incidence and etiology of community-acquired pneumonia in fever outpatients. Exp Biol Med（Maywood），2012，237（11）：1256-1261.

3. LIGL W I，MARRIE T J. Severe community-acquired pneumonia. Crit Care Clin，2013，29：563-601.

4. MCHUGH N J，TANSLEY S L. Autoantibodies in myositis. Nat Rev Rheumatol，2018，14（5）：290-302.

5. LUNDBERG I E，TJÄRNLUND A，BOTTAI M，et al. 2017 European league against Rheumatism/American college of rheumatology classification criteria for adult and juvenile idiopathic inflammatory myopathies and their major subgroups. Arthritis Rheumatol，2017，69（12）：2271-2282.

6. SONTHEIMER R D. MDA5 autoantibody——another indicator of clinical diversity in dermatomyositis. Ann Transl Med，2017，5（7）：160.

7. KURTZMAN D J B，VLEUGELS R A. Anti-melanoma differentiationeassociated gene 5（MDA5）dermatomyositis：A concise review with an emphasis on distinctive clinical features. J Am Acad Dermatol，2018，78（4）：776-785.

8. 陈芳，王冬雪，舒晓明，等 . 血清抗黑色素瘤分化相关基因抗体检测在多发性肌炎 / 皮肌炎患者中的意义 . 中华风湿病学杂志，2012，16（1）：13-18.

病例 4
以"发热伴淋巴结肿大"为典型表现的传染性单核细胞增多症一例

病情介绍

患者,女性,30岁,因"发热伴左颈部淋巴结肿大1周"于2019年11月17日入院。

现病史:患者1周前无明显诱因自觉发热,具体体温未测,伴头痛,无头晕,伴乏力,无关节肌肉酸痛,伴左颈部淋巴结肿大,约黄豆大小,轻压痛,无畏寒寒战,无胸闷气促,无腹痛腹泻等不适,未予重视,未予就诊。5天前患者自觉仍有发热,症状较前相仿,遂至校医院就诊,测体温37.8 ℃,予"感冒清热颗粒"对症治疗,后患者仍自觉发热,具体体温未测,诉症状同前相仿,发热时伴头痛,热退好转,1天前患者自觉发热较前明显,仍有左颈部淋巴结肿大,较前稍有减小,无压痛,无红肿,伴头痛乏力,无头晕,无畏寒寒战,无咽痛,无鼻塞流涕，无咳嗽咳痰等不适，遂至我院急诊，测体温 38.5 ℃，查血常规示 WBC $8.9×10^9$/L，N% 29.4%，淋巴细胞百分比（L%）66.5%，Hb 128 g/L，PLT $192×10^9$/L；肝功能示 ALT 509 U/L，GOT 528 U/L；超敏 C 反应蛋白（hs-CRP）6.68 mg/L。行胸腹部 CT 示两肺和纵隔未见明显异常，建议必要时复查。胆囊炎考虑，请结合临床，建议必要时增强检查。左肾小囊性灶。予"左氧氟沙星针 0.5 g，ivgtt"抗感染治疗 1 次，以及护肝补液对症治疗，现患者为求进一步治疗，收治我院感染科。

既往史： 既往体健，10 年前曾患"胆囊炎"，自诉平素偶有右上腹不适，未行特殊诊治。

查体： 脉搏 68 次 / 分，呼吸 18 次 / 分，血压 96/67 mmHg，体温 36.7 ℃。神志清，双侧颈部和颌下可触及数颗肿大淋巴结，约黄豆大小，无压痛，无红肿，触及稍硬，边界清，余全身浅表淋巴结未及肿大，皮肤巩膜无黄染，瞳孔等大等圆，对光反射灵敏，扁桃体无肿大，甲状腺未及肿大，颈软，气管居中，两肺叩诊音清，双肺呼吸音清，未闻及干湿性啰音。心率 68 次 / 分，心律齐，未闻及病理性杂音。腹平软，无明显压痛和反跳痛，莫菲征阳性，肾区无叩痛，双下肢无水肿，神经系统查体无殊。

诊治经过

诊治思路 1： 患者为青年女性，以"发热伴颈部淋巴结肿大"为表现起病，需对发热伴淋巴结肿大的相关疾病进行鉴别，能引起患者发热合并淋巴结肿大的疾病主要累及内皮网状系统，需与以下几类疾病鉴别。①感染性相关疾病：如患者急性且短期发热，主要考虑各种病原微生物引起的感染导致的单核 - 巨噬细胞系统反应增生性疾病，细菌性疾病如伤寒、结核、布鲁氏菌病、疟疾等；病毒性疾病如急性病毒性肝炎、传染性单核细胞增多症、登革热、巨细胞病毒感染等；非典型病原体如立克次体、衣原体、支原体等。②肿瘤相关性疾病：如淋巴瘤、各型急慢性白血病、多发性骨髓瘤等。③反应性增生性疾病和自身免疫性疾病：反应性增生性疾病如坏死性增生性淋巴结病、血清病和血清病样反应、成人 Still 病等；自身免疫系统疾病如系统性红斑狼疮、系统性血管炎、自身免疫性溶血性贫血等。需考虑上述疾病，予完善相关检查。

入院后完善相关检查：

2019 年 11 月 18 日血常规：WBC 9×10^9/L，N% 27%，L% 53%，淋巴细胞绝对值 4.8×10^9/L。单核细胞绝对值 0.63×10^9/L，Hb 126 g/L，PLT 193×10^9/L，异常淋巴细胞分类（儿童）0.13。大生化系列：总蛋白 63.9 g/L，白蛋白 34.8 g/L，AST 262 IU/L，ALT 390 IU/L，肌酐 88.4 μmol/L，尿素 3.79 mmol/L，LDH 756 IU/L，K^+ 4.07 mmol/L。hs-CRP 4.41 mg/L；ESR 10 mm/h。TORCH 感染全套检测：抗风疹病毒抗体 IgG 135.35 IU/mL，抗巨细胞病毒抗体 IgG > 1000 AU/mL，抗单纯疱疹病毒 I 型抗体 IgG 333.56 AU/mL。女肿瘤全套：糖类抗原 199 41.5 U/mL；糖类抗原 50 44.41 U/mL。输血前检查＋丙肝抗原：抗乙型肝炎病毒表面抗体阳性。自身抗体检测：抗 SS-A52 抗体阳性；抗中性粒细胞抗体、抗基底膜抗体均阴性。

腹股沟超声：双侧腹股沟可见淋巴结。颌下、颏下超声：双侧颌下可见淋巴结，附见双侧颌下腺增大伴回声增粗不均，结合临床。乳腺腋下和锁骨上超声：双侧乳腺增生症，BI-RADS 1 级。常规经胸心脏彩色多普勒超声：静息状态下心内结构和功能未见明显异常。

2019 年 11 月 19 日甲肝抗体检测：甲肝抗体 IgM 检测阴性，EB 病毒 DNA 测定弱阳性。

2019 年 11 月 21 日戊肝抗体 2 项：戊肝抗体 IgM 检测阴性，戊肝抗体 IgG 检测阴性。

骨髓穿刺常规：成熟淋巴细胞占 24.5%，可见少量异型淋巴细胞，占 4.5%，请结合免疫分型和病毒相关检查。

骨髓穿刺活检：（骨髓，活检）骨髓组织一条，长 0.4 cm，组织较碎，造血组织约占 50%，粒红比尚可，红系形态尚可，粒系畸形核偶见，巨系数量形态尚可，结合免疫组化，未见明确的淋巴瘤细胞，请结合临床和相关检查。HGE（＋），Ag 染色（－），Fe 染色（－），PAS（＋），Masson（＋）。免疫组化 A：CD20（＋）个别，PAX-5（＋）个别，CD3（＋）间质性轻度增多，CD5（＋）散在少数，CD56（－）、CD4（＋）个别，CD8（＋）散在少数，EBER（－）。

2019 年 11 月 22 日 EB 病毒抗体 2 项：EB 病毒抗体 IgM 阳性，EB 病毒抗体 IgG 阴性。

2019 年 11 月 25 日甲状腺颈部：双侧甲状腺未见明显异常，双侧颈部淋巴结可见。

尿常规、凝血功能、大便常规、PCT 均无殊。

诊治经过：追问病史，患者无接触活羊、生食羊肉等病史，无外出疫区史、无进食生冷海鲜史；急性起病，短期发热；结合患者 CRP 和 PCT 均正常，血常规和淋巴细胞比例明显高，异型淋巴细胞比例高，首先考虑急性病毒感染。入院先予"阿昔洛韦针 0.5 g，ivgtt，q8 h"（2019 年 11 月 17—19 日）

抗病毒，结合后续患者骨髓穿刺结果和 EB 病毒 IgM 阳性，肝炎病毒相关检查均阴性，病因首先考虑传染性单核细胞增多症，加予"甲泼尼龙琥珀酸钠针 40 mg，ivgtt，qd"（2019 年 11 月 21—25 日）抗感染，患者体温平稳，症状好转后出院。

传染性单核细胞增多症的诊断标准为：①临床症状有不规则发热、淋巴结肿大、脾大等；②血常规示淋巴细胞增多（＞ 50%）、异型淋巴细胞增多（＞ 10%）；③血清学检查示 EB 病毒抗衣壳抗原抗体 IgM 阳性。

最终诊断：传染性单核细胞增多症。

相关知识点：传染性单核细胞增多症是一种单核 – 巨噬细胞系统反应增生性疾病，多为急性、自限性病程，症状和体征见表 4-1。本病最常见于儿童，在青春期后期出现第 2 个高峰，而我科遇到的病例基本于青春期后期第 2 个高峰期出现，多为 15 ～ 30 岁的青年患者。本病的发病季节在晚秋、初冬为多，多为 EB 病毒感染引起，极少数由巨细胞病毒引起，与相关其他病毒感染引起症状多有类似，需谨慎鉴别，见表 4-2。

表 4-1　传染性单核细胞增多症的症状和体征

临床表现	中位数百分比（范围，%）
症状	
咽痛	75（50 ～ 87）
精神萎靡	47（42 ～ 76）
头痛	38（22 ～ 67）
胀痛、恶心或呕吐	17（5 ～ 25）
寒冷	10（9 ～ 11）
体征	
淋巴结肿大	95（83 ～ 100）

（续表）

临床表现	中位数百分比（范围，%）
发热	93（60～100）
咽炎或扁桃体炎	82（68～90）
脾大	51（43～64）
肝大	11（6～15）
皮疹	10（0～25）
眶周水肿	13（2～34）
腭部黏膜疹	7（3～13）
黄疸	5（2～10）

[资料来源：卡斯珀·福西.哈里森感染病学.3版.胡必杰，潘珏，高晓东，译.上海：上海科学技术出版社，2019：681-685.]

表 4-2　传染性单核细胞增多症的鉴别诊断

病原学	症状或体征				与EBV单核细胞增多症的鉴别
	发热	淋巴结肿大	咽痛	非典型淋巴细胞	
EBV感染	+	+	+	+	－
CMV感染	+	±	±	+	起病年龄较大，发热持续时间较长
HIV感染	+	+	+	±	弥漫性皮疹，口腔/生殖器溃疡、无菌性脑膜炎
弓形虫病	+	+	±	±	较少发生脾大，有接触猫或食用生肉史
HHV-6感染	+	+	+	+	起病年龄大
链球菌性咽炎	+	+	+	－	无脾大，疲劳发生少
病毒性肝炎	+	±	－	±	更高的转氨酶水平
风疹	+	+	±	±	黄斑丘疹，无脾大
淋巴瘤	+	+	+	+	固定的、无触痛的淋巴结
药物*	+	+	－	±	可在任何年龄段发病

注：*最常见的是苯妥英钠、卡马西平、磺胺类或米诺环素。

缩略词：EBV，EB病毒；CMV，巨细胞病毒；HIV，人类免疫缺陷病毒；HHV，人类疱疹病毒。

[资料来源：卡斯珀·福西.哈里森感染病学.3版.胡必杰，潘珏，高晓东，译.上海：上海科学技术出版社，2019：681-685.]

传染性单核细胞增多症是自限性疾病，多以休息和对症治疗为主。应用阿昔洛韦和激素多有争议：有研究表明，阿昔洛韦对本病没有明显的临床疗效；激素虽能明显改善症状，但也可能导致继发细菌感染，使用时需权衡谨慎。

总结和思考

传染性单核细胞增多症仍多难以诊断，如本例患者，门诊多以感冒和上呼吸道感染处理，导致疗效欠佳，其院前的误诊率部分高达 60.7%，多被误诊为急性化脓性扁桃体炎、药物性皮疹、肺部感染、急性肝炎、急性上呼吸道感染等而进行不恰当的治疗，部分导致抗菌药物的滥用，所以需充分认识本病，在初诊时需要全面分析和考虑，谨慎诊断。

（作者：潘丹美、曾呈军；审核：陈琳）

参考文献

1. 胡亚美，江载芳 . 诸福棠实用儿科学 . 7 版 . 北京：人民卫生出版社，2002：819-827.

2. 卡斯珀·福西 . 哈里森感染病学 . 3 版 . 胡必杰，潘珏，高晓东，译 . 上海：上海科学技术出版社，2019：681-685.

3. 谢杨新，秦恩强，李文刚，等 . 成人传染性单核细胞增多症患者 56 例临床及实验室特征分析 . 疑难病杂志，2013，12（7）：546-547.

笔记

病例 5
以"发热、心脏赘生物"为表现的白塞综合征一例

病情介绍

【第 1 次入院（2018 年 7 月 17—26 日）】

现病史：

患者，男性，75 岁，50 天前无明显诱因出现发热，最高体温 39 ℃，伴畏寒寒战，伴四肢关节酸痛。

2018 年 5 月 31 日于当地医院就诊，血常规示 WBC 13.4×10^9/L，N% 85%，Hb 131 g/L，PLT 127×10^9/L；CRP 80 mg/L。胸部 CT：①两肺少许慢性感染灶；②左肺下叶小结节灶；③两侧胸膜稍增厚。门诊予"哌拉西林钠他唑巴坦钠针 4.5 g，ivgtt，bid"抗感染 2 天后，患者入住当地医院。住院后 ESR 55 mm/h。上腹部增强 CT：①肝囊肿；②胆囊结石，胆囊壁毛糙；③右肾囊肿，右肾小结石；④十二指肠降段憩室。予"莫

西沙星针 0.4 g，ivgtt，qd"抗感染治疗 6 天后体温好转出院。

23 天前再次出现发热，当地医院血常规：WBC 11.7×10^9/L，N% 83.5%，Hb 126 g/L，PLT 94×10^9/L；PCT 0.05 ng/mL，ESR 83 mm/h，CRP 73 mg/L。头颅 CT：双侧额顶叶、侧脑室旁、基底节区多发缺血灶，轻度脑萎缩，$C_{2\sim5}$ 椎间盘突出。给予对症支持治疗（具体不详）体温好转。

3 天前再次出现高热，伴畏寒寒战，以"发热待查"收治我科。

查体：体温 37.7 ℃，心、肺、腹未见明显异常。

辅助检查：2018 年 7 月 17 日血常规示 WBC 9.1×10^9/L，N% 67.1%，单核细胞百分比 24.3%，Hb 114 g/L，PLT 69×10^9/L；CRP 162.92 mg/L；PCT 0.28 ng/mL；ESR 76 mm/h；铁蛋白 505 ng/mL；LDH 正常；RF 32.4 IU/mL；自身抗体、抗中性粒细胞胞浆抗体（ANCA）、体液免疫、细胞免疫、甲状腺功能、T-SPOT 未见明显异常；血培养阴性。器械检查：腹部 CT 未见明显感染性病灶；骨髓涂片、活检未见肿瘤性病变；经胸心脏彩超示左房增大，二尖瓣少量反流；经食道心脏彩超（图 5-1）示右冠瓣升主动脉侧 6 mm 稍高回声团，赘生物（？）。

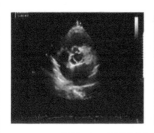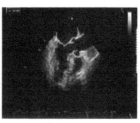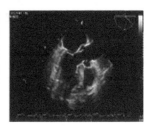

图 5-1　经食道心脏彩超示右冠瓣升主动脉侧 6 mm 稍高回声团

诊断：根据感染性心内膜炎修正 Duke 标准（表 5-1），考虑感染性心内膜炎。

表 5-1　感染性心内膜炎修正 Duke 标准

主要标准	血培养阳性（符合下列至少 1 项标准）	2 次独立血培养检测出感染性心内膜炎典型致病微生物，如草绿色链球菌、链球菌、金黄色葡萄球菌
		持续血培养阳性检测出感染性心内膜炎致病微生物：至少 2 次间隔 12 小时以上取样血培养阳性；首末次取样时间间隔至少 1 小时，至少 4 次独立培养大多数为阳性或全部 3 次均为阳性
		单次血培养立克次体阳性或逆向 IgG 抗体滴度 > 1 ∶ 800
	心内膜受累的证据（符合下列至少 1 项标准）	心脏超声表现：赘生物、脓肿或新出现的人工瓣膜开裂
		新出现的瓣膜反流
次要标准	易感因素：易感染性心内膜炎的心脏状况，静脉药物成瘾者	
	发热：体温 ≥ 38 ℃	
	血管征象：主要动脉栓塞、化脓性肺栓塞、霉菌性动脉瘤、颅内出血、结膜出血、Janeway 结节	
	免疫学征象：肾小球肾炎、Osler 结节、Roth 斑、类风湿因子阳性等	
	微生物证据：血培养阳性但不满足以上的主要标准或与感染性心内膜炎一致的急性细菌感染的血清学证据	

注：确诊感染性心内膜炎须符合 2 项主要标准、1 项主要标准 +3 项次要标准、5 项次要标准；可能的感染性心内膜炎须符合 1 项主要标准 +1 项次要标准、3 项次要标准。

治疗：入院后"哌拉西林钠他唑巴坦钠针 4.5 g，ivgtt，q8 h"抗感染后病情好转，住院 9 天后"阿莫西林胶囊 0.5 g，po，q8 h"带药出院。

【第 2 次、第 3 次入院（2018 年 8 月 4 日—9 月 3 日）】

现病史：

反复发热 2 月余，再发 3 天。3 天前患者在未停用阿莫西林胶囊的情况下，再次出现高热，伴畏寒寒战。

查体：体温 37.1 ℃，心脏听诊未及杂音。

辅助检查：2018 年 8 月 22 日 RF 35.4 IU/mL。间隔 15 分钟以上的三套血培养仍阴性。器械检查：经食道心脏彩超较前无明显变化。入院后治疗、体温、炎症指标变化见图 5-2。

A

日 期	2018-8-4		5		6		7		8		9		10	
住院天数	1		2		3		4		5		6		7	
术后天数														
时 间	上午	下午	上午	下午	上午	下午	上午	下午	上午	下午	上午	下午	上午	下午

头孢呋辛钠针2.0 g, ivgtt, q8 h

甲基泼尼松龙针 40 mg, ivst

B

日 期	2018-8-11		12		13		14		15		16		17	
住院天数	8		9		10		11		12		13		14	
术后天数														
时 间	上午	下午	上午	下午	上午	下午	上午	下午	上午	下午	上午	下午	上午	下午

日期	WBC/（ $\times 10^9$/L）	CRP/（mg/L）	PCT/（ng/L）
2018 年 8 月 4 日	11.6	132.99	0.32
2018 年 8 月 6 日	14.9	154.96	－
2018 年 8 月 8 日	2.7	25.39	－
2018 年 8 月 11 日	6.4	10.35	－
2018 年 8 月 15 日	10.8	2.56	－

图 5-2 　2018 年 8 月 4 日（A）、8 月 11 日（B）入院后治疗、体温、炎症指标变化

诊治过程

诊治思路：患者为老年男性，既往有"高血压、冠心病"病史。目前已反复发热 2 月余，发热时有畏寒寒战，炎症指标高，经抗感染治疗后体温、炎症指标下降。实验室检查示贫血、血小板低，ESR、RF 增高，经食道心脏彩超发现心脏可疑赘生物。诊断首先考虑感染性心内膜炎，但仍有一些困惑：①患者反复血培养甚至骨髓培养均阴性；②从治疗药物疗效看，应考虑链球菌或甲氧西林敏感的金黄色葡萄球菌（MSSA）引起的感染性心内膜炎可能，但血培养无阳性结果，且未停用治疗药物（阿莫西林胶囊）时再次出现高热；③心脏未闻及杂音，查体也无外周栓塞表现；④患者基本发热好转后 18 天左右再次出现高热。下一步诊治方案：应抓住心脏可疑赘生物的重大临床线索进一步查找原因，目前体温已好转，此次按照感染性心内膜炎疗程住院治疗，观察疗效。

诊治经过：患者发热好转后 15 天，在头孢呋辛钠针未停用的情况下再次出现高热、畏寒寒战、炎症指标增高（图 5-3）。

心脏赘生物分感染性和非感染性两大原因：感染可由细菌、真菌、立克次体等引起；非感染性原因如表 5-2 所示。但患者无肿瘤病史，无明显反复口腔溃疡（2～3 次/年）、生殖器溃疡病史。

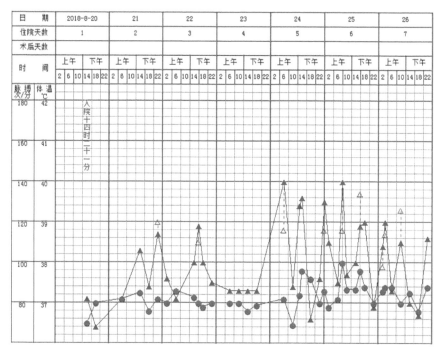

图 5-3　2018 年 8 月 20 日入院后治疗、体温、炎症指标变化

表 5-2　心脏赘生物可能病因分类

心脏赘生物	感染性病因	细菌
		真菌
		立克次体
	非感染性病因	风湿性因素
		无菌血栓性心内膜炎
		白塞综合征
		疣状心内膜炎
		乳头状纤维弹性瘤

　　患者反复血培养阴性，抗菌药物未停用下仍有发热，目前发热和心脏赘生物原因不明，不排除非感染性心脏赘生物，需进一步检查。

PET-CT 结果：右腋下大血管周围间隙、左臀部肌间隙、全身多处肌肉 FDG 代谢增高，考虑非肿瘤性病变，感染性病变或风湿免疫相关性疾病可能性大（图 5-4）。

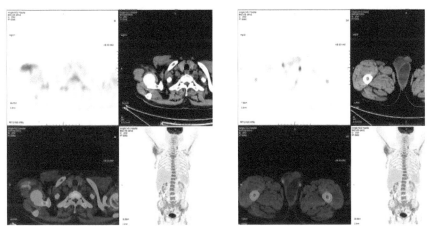

图 5-4　PET-CT 提示右腋下大血管周围间隙、阴囊局部代谢增高

根据 PET-CT 提示的线索对患者行 B 超检查，发现患者存在睾丸溃疡（图 5-5），再次追问病史，患者虽口腔溃疡 2 ～ 3 次 / 年，但每次持续 2 ～ 3 个月；另有长期头痛史数年，不定时服用阿咖酚散（主要成分为阿司匹林、对乙酰氨基酚），头痛重时近 10 包 / 天，住院期间仍不定时服用。B 超显示右侧腋下软组织较左侧增厚，行活检示结缔组织中大量慢性炎性细胞浸润（图 5-6），符合腋下血管周围组织炎性病变。抗心磷脂抗体、布鲁氏菌病抗体、肌炎抗体阴性。

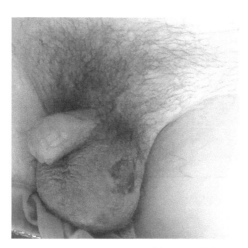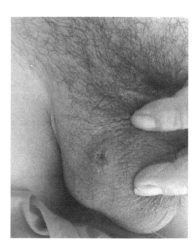

图 5-5　查体可见睾丸溃疡

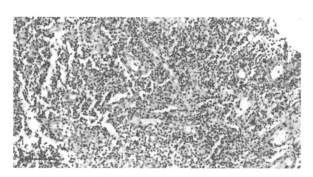

图 5-6　右侧腋下软组织穿刺病理示送检结缔组织中见大量慢性炎症细胞浸润
（HE×10）

患者为老年男性，有长期头痛，反复口腔、生殖器溃疡病史，此次因反复发热、心脏瓣膜受累入院，无针刺反应和眼部受累，根据 2013 年国际白塞综合征诊断标准，评分≥ 4 分，诊断为白塞综合征。因患者拒绝服用激素，目前使用依托考昔、沙利度胺等治疗中，体温稳定。

总结和思考

（1）不是所有的心脏赘生物都是由感染性病因引起的，对于血培养阴性的心脏赘生物需警惕非感染性疾病的可能。

（2）发热待查的诊治过程中需不断对获得的诊断线索进行分析，以获得最终诊断。

（3）询问病史是重要的临床技能，由于各种原因，白塞综合征患者在临床中很少会主动提供反复生殖器溃疡病史，对怀疑白塞综合征的患者需主动询问，必要时需生殖器体检。

（作者：顾吉娜、曾呈军、杨小燕；审核：陈琳）

参考文献

1. 中华医学会心血管病学分会，中华心血管病杂志编辑委员会. 成人感染性心内膜炎预防、诊断和治疗专家共识. 中华心血管杂志，2014，42（10）：806-816.

2. 胡绍先，余毅恺. 关注白塞病的诊治现状. 中华风湿病学杂志，2014，18（2）：73-75.

病例 6
以"多发性肝脓肿"为表现的坏死梭杆菌感染一例

病情介绍

患者，男性，34 岁，因"发热伴腹泻 3 天"于 2018 年 6 月 7 日入院。

现病史：3 天前出现发热、寒战，体温 39.7 ℃，腹泻 4～5 次 / 天，在卫生院输液治疗，发热、腹泻未缓解。1 天前夜间再次寒战，体温 38.2 ℃，至外院查血常规：WBC 21.2 × 10⁹/L，N% 90%，CRP 161 mg/L。胸腹部 CT：右肺中叶小结节；肝血管瘤可能（多发），建议必要时行增强 CT。予"黄连素片"止泻，未缓解，来我院进一步诊疗。

既往史：发现"低钾周期性瘫痪"7 年余，平均每 1～2 年发作 1 次。

个人史：每天吸烟 10 支，10 余年。不饮酒。

查体：体温 38.3 ℃，脉搏 104 次 / 分，呼吸 18 次 / 分，血压 141/77 mmHg。心肺检查正常，腹软，无压痛。

入院辅助检查：血常规示 WBC 20.1×10^9/L，N% 86.1%。CRP 126 mg/L，PCT 1 ng/mL。肝肾功能：ALT 66 U/L，AST 66 U/L，肌酐 58.7 μmol/L。

初步诊断：①感染性腹泻；②低钾周期性瘫痪；③肺结节。

诊治经过

诊治思路：入院后予"哌拉西林钠他唑巴坦钠针 4.5 g，ivgtt，q8 h"治疗 3 天，仍高热，复查血常规：WBC 16.3×10^9/L，N% 82.5%；CRP 218 mg/L，PCT 0.99 ng/mL。患者治疗后症状无缓解，CRP 不降反升，PCT 无明显下降，难以单纯用感染性腹泻来解释，考虑到外院 CT 提示肝多发血管瘤可能，怀疑可能不是血管瘤，而是肝脓肿，遂于 2018 年 6 月 10 日行上腹部增强 CT 检查（图 6-1），示肝内多发感染性病变，脓肿可能性大，建议进一步行 MRI 增强检查。

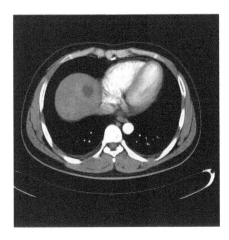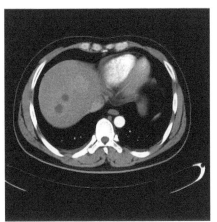

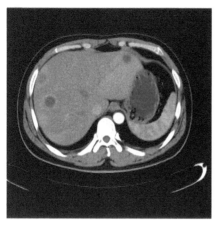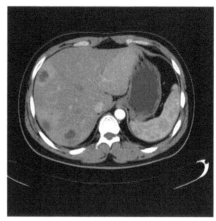

图 6-1　上腹部增强 CT 提示肝脏多发脓肿

修正诊断：①肝多发脓肿；②低钾周期性瘫痪；③肺结节。

诊治经过：2018 年 6 月 11 日因症状无改善，遂升级抗菌药物，更改为"亚胺培南西司他丁钠 0.5 g，q6 h"。6 月 12 日超声下行肝脓肿穿刺，抽出褐色浓稠液体 5 mL，证实肝多发脓肿。6 月 15 日再次穿刺，抽出脓液 15 mL（图 6-2）。6 月 20 日再次穿刺，抽出脓液 1 mL。

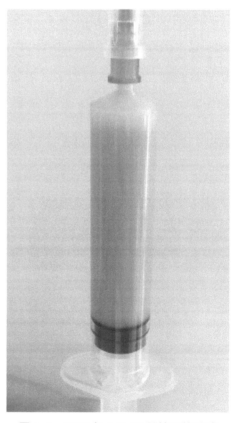

图 6-2　2018 年 6 月 15 日抽取的脓液

经亚胺培南西司他丁钠针抗感染、肝脓肿穿刺抽脓后，患者病情逐渐好转，炎症指标下降（图 6-3、表 6-1、表 6-2），复查影像，肝脓肿较前吸收（图 6-4）。病情好转后，抗菌药物降级治疗。

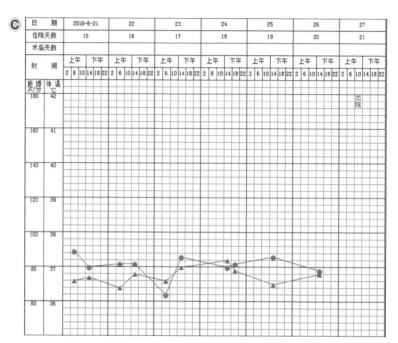

图 6-3　A. 2018 年 6 月 7—13 日（第 1 周）体温；B. 6 月 14—20 日
（第 2 周）体温；C. 6 月 21—27 日（第 3 周）体温

表 6-1　WBC 变化

日期	WBC/（×10^9/L）
2018 年 6 月 7 日	20.1
2018 年 6 月 9 日	16.3
2018 年 6 月 13 日	16.4
2018 年 6 月 16 日	11.3
2018 年 6 月 21 日	9.4
2018 年 6 月 24 日	7
2018 年 6 月 27 日	6.8

表 6-2　CRP 变化

日期	CRP/（mg/L）
2018 年 6 月 7 日	126.18
2018 年 6 月 9 日	218.44
2018 年 6 月 13 日	143.16
2018 年 6 月 16 日	116.51
2018 年 6 月 21 日	57.5
2018 年 6 月 24 日	17.76
2018 年 6 月 27 日	3.98

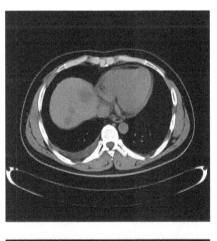
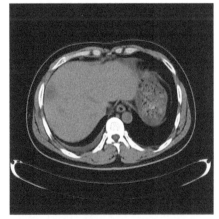
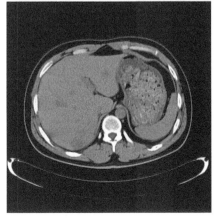
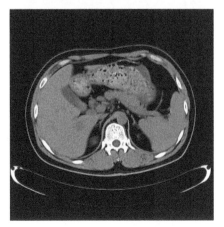

图 6-4　2018 年 6 月 27 日上腹部 CT 平扫，见脓肿较前明显吸收

诊治体会：

治疗结果比较满意，但我们的疑问是：①如此年轻力壮的小伙子，没有明显的危险因素，怎么会患上如此严重的多发性肝脓肿？②这是什么细菌，通过何种途径获得的？

肝脓肿的病原体以肠杆菌科细菌多见，尤其是肺炎克雷伯菌，我们首先考虑肺炎克雷伯菌感染，但也有不支持该诊断的地方：①没有明显的危险因素；② PCT 不够高，像这样的多发性肝脓肿，高热时间这么久，理论上必定有血流感染发生，多数情况下 PCT 会有明显升高（肠杆菌科），但本例患者 PCT 最高仅为 1 ng/mL。基于以上分析，考虑厌氧菌感染，口腔是厌氧菌的常见来源，于是查看了患者的口腔，但没有发现明显的病变。我们查阅了第 46 版《热病》，肝脓肿的常见病原体是肠杆菌科（特别是克雷伯菌属）、拟杆菌、肠球菌、溶组织阿米巴、肠炎耶尔森菌（罕见）、坏死梭杆菌。

入院后血培养 ×2（需氧）示阴性。患者因自费，后面没有再做血培养。

2018 年 6 月 12 日肝脓肿穿刺液 5 mL，行细菌涂片、细菌培养和阿米巴检查，均为阴性结果。6 月 15 日穿刺脓肿液 15 mL，细菌涂片找到革兰阴性杆菌，需氧瓶未报阳，厌氧瓶报告阳性，但无法鉴定菌种，外送质谱分析检查，为坏死梭杆菌。

我们查阅第 11 版《临床微生物学手册》，梭杆菌门、梭杆菌科中，临床感兴趣的菌种有梭杆菌属、纤毛菌属和斯尼思菌属。这些微生物为无动力、多形杆菌，主要分离于口腔和女性生殖道。临床上最重要的梭杆菌属细菌为具核梭杆菌和坏死梭杆菌。学者对梭杆菌属细菌在人类感染中所起的作用很感兴趣，尤其是在复发性扁桃体炎、Lemierre综合征和菌血症中，但也可在通常不被认为是典型感染的患者中分离到，如急性阑尾炎、炎症性肠病和结肠癌。此外，儿童中的耳源性梭菌属细菌感染，因其可能的侵袭性并发症需要引起医师注意。

坏死梭杆菌的亚种中坏死梭杆菌香肠形亚种为人类优势分离株，而坏死梭杆菌的亚种在动物中更常见。重要的毒力因子，如白细胞毒素和血纤维蛋白溶酶原结合毒力因子可解释坏死梭杆菌的侵袭性。坏死梭杆菌以与Lemierre综合征相关而著名，Lemierre综合征被认为是侵袭性坏死梭杆菌病，在健康的青少年和年轻的成年人中，常累及肺胸膜。值得注意的是，感染坏死梭杆菌的侵袭性疾病可能在增多。在丹麦，主要源于口咽部的Lemierre综合征的病死率为9%；在易感性基础疾病的老年人中，源于下体的播散性坏死梭杆菌感染的发生率为26%。对后一种类的疾病，还应考虑基础癌症。有趣的是，在青少年约10%非A群链球菌引起的扁桃体炎（持续性咽痛）中可分离到坏死梭杆菌。丹麦2001—2006年对847例扁桃体周脓肿患者进行的回顾性研究发现：23%的脓液抽吸液或拭子中检出了坏死梭杆菌，其中大多标本呈纯细菌生长。另一项研究在2007—2009年从15～24岁的患者中采集到1930份咽拭子，检测到坏死梭杆菌的比例是22%。坏死梭杆菌可引起一系列感染，如头颈部感染，扁桃体、扁桃体周脓肿，深颈部感染，纵隔炎，耳源性感染，乳突炎，鼻窦炎和牙源性感染；颅内感染并发症，静脉窦血栓、大脑脓肿和脑膜炎；系统性表现，菌血症、脓毒症、胸膜肺感染、骨和关节感染、软组织感染、腹腔内脓毒

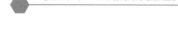
症、心内膜炎和心包炎等。

随访：最终患者恢复良好，出院后 1 个月复查上腹部 CT，脓肿基本吸收（图 6-5）。

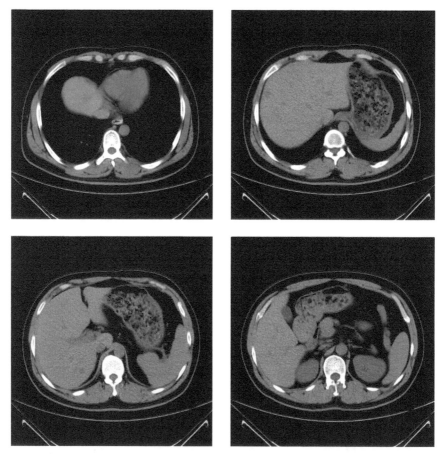

图 6-5　出院后 1 个月复查 CT 显示脓肿基本吸收

总结和思考

（1）患者口腔的坏死梭杆菌通过血流播散至肝脏，形成肝脓肿（合理的推测，没有血培养支持）。

（2）患者多发性的肝脓肿和发生血流播散的原因是坏死梭

杆菌的侵袭性，毒力因子如白细胞毒素和血纤维蛋白溶酶原结合毒力因子可解释坏死梭杆菌的侵袭性。

（作者：曾呈军、顾吉娜、杨小燕；审核：蔡挺）

参考文献

1. 吉尔伯特 . 热病：桑福德抗微生物治疗指南 . 范洪伟，译 . 46 版 . 北京：中国协和医科大学出版社，2017：36.

2. 约根森·普法勒 . 临床微生物学手册：第一卷 . 11 版 . 北京：中华医学电子音像出版社，2017：1250-1251.

病例 7
以"类似恶性淋巴瘤"为临床表现的坏死性淋巴结炎一例

病情介绍

患者，女性，43 岁，因"发热 13 天"于 2019 年 1 月 22 日入住我院感染科。

现病史： 13 天前患者出现高热，最高体温 40.2 ℃，伴畏寒、乏力，全身肌肉酸胀不适，曾出现一过性皮疹（发热第 4 天），经抗过敏治疗后第 2 天消退，外院住院 9 天，先后接受"哌拉西林钠他唑巴坦钠针 4.5 g，ivgtt，bid"（2019 年 1 月 13—22 日）、"利巴韦林针 0.5 g ivgtt bid"（2019 年 1 月 13—16 日）、"更昔洛韦针 250 mg，ivgtt，bid"（2019 年 1 月 16—22 日）、"乳酸左氧氟沙星针 0.5 g，ivgtt，qd"（2019 年 1 月 16—22 日）治疗，仍高热不退。

既往史：慢性乙型病毒性肝炎 20 余年。

查体：体温 39.1 ℃，心率 102 次 / 分，呼吸 18 次 / 分，血压 113/60 mmHg。神志清，精神软，浅表未触及明显肿大淋巴结，全身未见明显皮疹，心、肺、腹查体无殊，神经系统查体阴性。

辅助检查：2019 年 1 月 13 日，当地医院血常规示 WBC 15.2×10^9/L，N% 94.2%，Hb 103 g/L；CRP 257.7 mg/L；胸部 CT 示右肺中叶少量条索灶，左肺下叶小肺气囊；流感胶体金阴性。1 月 14 日，当地医院检查示 PCT 5.3 ng/mL；ESR 55 mm/h；LDH 474 U/L；EBV-CA（IgG）阳性；EBV-NA（IgG）阳性；铁蛋白＞ 1500 ng/mL；肥达反应、RF、结核杆菌抗体阴性；腹部 B 超慢性、胆囊泥沙样结石，脾脏偏大。1 月 16 日，当地医院血常规示 WBC 6.1×10^9/L，N% 84.7%，Hb 91 g/L；CRP 189.6 mg/L，PCT 2.12 ng/mL。1 月 19 日，当地医院血常规示 WBC 16.4×10^9/L，N% 92.9%，Hb 80 g/L；CRP 149.7 mg/L，PCT 0.599 ng/mL。

入院诊断：①发热待查：感染（？），非感染（？）；②慢性乙型病毒性肝炎。

诊治经过

诊治思路 1：①感染性因素。患者短程发热，WBC、CRP、PCT 增高明显，抗感染治疗后炎症指标有所下降，需考虑感染，但目前无明显感染定位体征，外院胸部 CT、腹部 B 超未见明显感染灶，入院后需评估感染部位，着重评估腹部和血流。②非感染性因素。患者外院积极抗感染后虽炎症指标有所下降，但仍高热不退，且未发现感染部位，除此之外患者有进行性血色素下降（无活动性出血）、一过性皮疹，实验室检查提

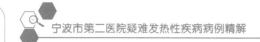

示 LDH、铁蛋白增高明显，腹部 B 超示脾脏增大，需考虑成人 Still 病、血液系统疾病。

诊治经过 1：

（1）感染性因素。①实验室检查：2019 年 1 月 22 日血常规示 WBC 13.2 × 10⁹/L，N% 90.5%，Hb 74 g/L，PLT 372 × 10⁹/L，非典型淋巴细胞 1%；生化示 ALB 24.3 g/L，CRP 127.17 mg/L；PCT 0.28 ng/mL；ESR 144 mm/h；EB 病毒 DNA、EB 病毒抗体 IgM 阴性；EB 病毒抗体 IgG 阳性；流感病毒核酸分型、血培养、T-SPOT 阴性。②器械检查：2019 年 1 月 23 日全腹 CT 未见明显感染性病灶，心脏彩超未提示感染性心内膜炎。

（2）非感染性因素。①实验室检查：2019 年 1 月 22 日抗核抗体（ANA）、ANCA 阴性；LDH 315 U/L；铁蛋白 1556.7 ng/mL；RF、抗 CCP 抗体、网织红细胞计数、贫血二项无殊。②器械检查：1 月 23 日浅表淋巴结 B 超示右侧锁骨上淋巴结肿大（图 7-1）。1 月 23 日骨髓涂片示粒系增生伴毒性改变，中性粒细胞碱性磷酸酶积分增高（205 分）。骨髓白血病免疫分型示粒细胞约占有核细胞 95.3%，比例增高，其免疫表型以成熟为主，未见明显异常免疫表型的细胞。

诊治思路 2：患者入院后 PCT 已正常，辅助检查未发现感染性病灶，接受"哌拉西林钠他唑巴坦钠针 4.5 g，ivgtt，q8 h"抗感染后，仍高热不退。2019 年 1 月 24 日复查，Hb 64 g/L，此时我们高度怀疑其为恶性淋巴瘤，且有噬血倾向，故 1 月 25 日行 PET-CT。PET-CT 提示患者全身多处淋巴结轻度肿大伴 FDG 代谢增高，脾脏和骨髓 FDG 代谢增高，淋巴瘤多发累及可能性大，建议行右锁骨上高代谢淋巴结活检（图 7-2）。

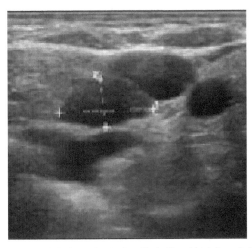

锁骨上：左侧锁骨上移行扫查未见明显肿大淋巴结回声，右侧锁骨上可见
17 mm×9 mm 低回声，淋巴结构不清，内未见血流信号。

图 7-1　患者浅表淋巴结 B 超

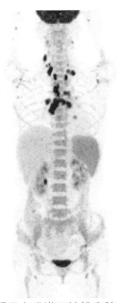

图 7-2　患者 PET-CT 提示多发淋巴结轻度肿大伴 FDG 代谢增高

诊治经过 2：

（1）PET-CT 提示重要线索——考虑淋巴瘤，浅表高代谢淋巴结目前仅右侧锁骨上 1 个，且淋巴结小，穿刺活检不可行，

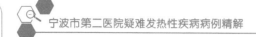

请外科会诊后考虑淋巴结小、位置深，需手术室活检，有全身麻醉可能。患者病情在术前发生急剧变化（图 7-3、表 7-1、表 7-2），出现凝血功能损害，生化提示 LDH 明显增高、肝肾功能损害。

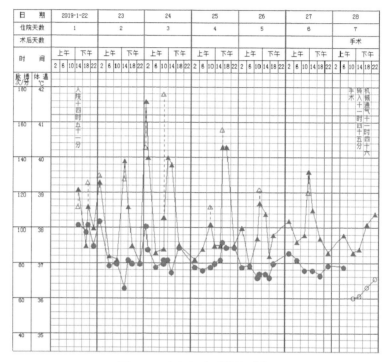

图 7-3　患者入院后诊治过程

表 7-1　出现凝血功能损害

编号	项目名称	结果	单位
1	标本性状	合格	—
2	凝血酶原时间	18.1	秒 ↑
3	纤维蛋白原	319	mg/dL
4	凝血酶时间	32	秒 ↑
5	活化部分凝血活酶时间	35.5	秒 ↑
6	国际标准化比值	1.51	— ↑
7	D- 二聚体	39 699	ng/mL ↑
8	正常凝血酶原时间	12	秒
9	正常活化部分凝血活酶时间	28.5	秒
10	正常凝血酶时间	20	秒

表 7-2　生化提示 LDH 明显增高、肝肾功能损害

项目名称	结果	单位		参考值范围
标本性状	合格			
血浆有效渗透压	282.9	mmol/L		280～310
总胆红素	22.4	μmol/L	↑	3.0～20.3
直接胆红素	18.3	μmol/L	↑	1.7～6.8
间接胆红素	4.1	μmol/L		1.7～14.0
总蛋白	49.7	g/L	↓	65～85
白蛋白	24.9	g/L	↓	40～55
球蛋白	24.8	g/L		20～40
白球比	1		↓	1.2～2.4
门冬氨酸转移酶	421	IU/L	↑	13～35
谷丙转氨酶	56	IU/L	↑	7～40
AST：ALT	7.52			
碱性磷酸酶	162	IU/L	↑	35～100
谷氨酰转肽酶	113	IU/L	↑	7～45
总胆汁酸	11.4	μmol/L		0～15
胆碱脂酶	1835	IU/L	↓	4000～11 000
腺苷脱氨酶	54.1	U/L	↑	4～22
α-L-岩藻糖苷酶	26.6	U/L		0～40
肌酐	104.9	μmol/L	↑	41～73
高密度脂蛋白	0.32	mmol/L	↓	＞1.04
低密度脂蛋白	1.06	mmol/L		＜3.12
甘油三酯	5.21	mmol/L	↑	＜1.7
载脂蛋白 A-I	0.54	g/L	↓	1.00～2.05
载脂蛋白 B	0.79	g/L		0.45～1.19
载脂蛋白 E	6.8	mg/dL		3～7
脂蛋白（a）	128.7	mg/L		0～300
血管紧张素转化酶	114	IU/L		24～139
肌酸激酶	113	IU/L		40～200
肌酸激酶 MB 同工酶	85	IU/L	↑	0～25
乳酸脱氢酶	3742	IU/L	↑	120～250
同型半胱氨酸	15.3	μmol/L		4.0～15.4（高血压患者＜10）
唾液酸	90.6	mg/dL	↑	45.6～75.4
钾	3.52	mmol/L		3.5～5.3
钠	135.1	mmol/L	↓	137～147
氯	108.9	mmol/L		99～110
二氧化碳结合力	14.6	mmol/L	↓	22～28

（续表）

项目名称	结果	单位		参考值范围
钙	1.9	mmol/L	↓	2.11 ～ 2.52
镁	0.79	mmol/L		0.75 ～ 1.02
磷	1.41	mmol/L		0.85 ～ 1.51
hs-CRP	281.07	mg/L	↑	0 ～ 8

（2）患者病情加重，出现氧饱和度下降，肝肾功能、凝血功能受损，LDH 明显增高。病理结果未出，考虑恶性淋巴瘤、T 细胞淋巴瘤。告病重并预后差，有可能在病理结果明确之前出现多脏器功能衰竭，患者有死亡可能。

（3）2019 年 1 月 28 日，全身麻醉下行淋巴结活检术（图7-4），术后患者入住 ICU 1 天，术后治疗过程和炎症指标变化见图 7-5。

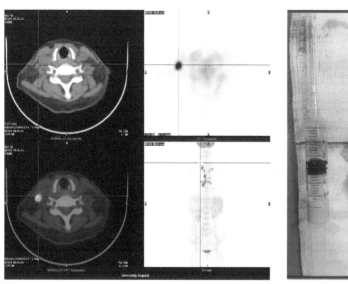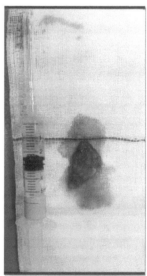

图 7-4　根据 PET-CT 提示结果行全身麻醉下淋巴结活检术

笔记

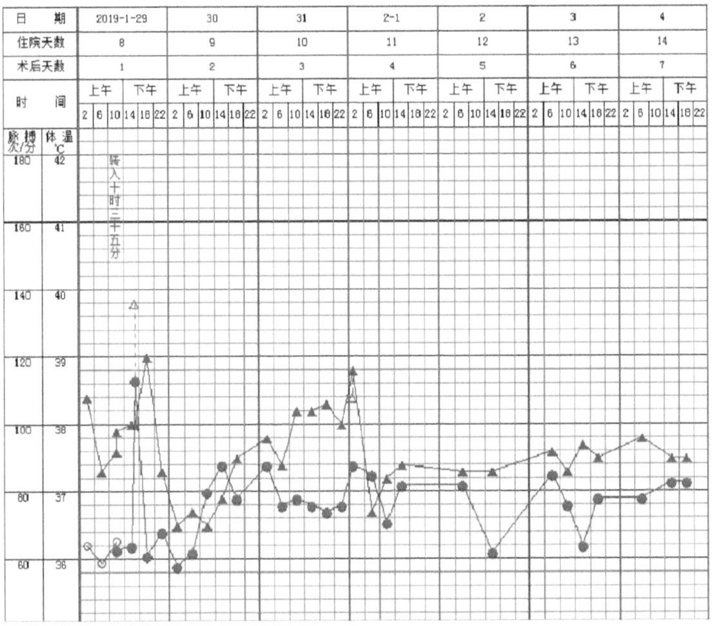

图 7-5　患者术后激素治疗，病情较前好转，但仍有低热

（4）骨髓活检回报骨髓增生大致正常，粒、红、巨三系细胞增生伴淋巴比例细胞稍增高，结合免疫组化结果，淋巴瘤证据尚不充分。2019 年 2 月 3 日淋巴结病理结合免疫组化，倾向组织细胞坏死性淋巴结炎，T 细胞淋巴瘤不能排除，建议上级医院会诊进一步明确诊断。病理科医师和我们沟通本例患者病理结果，讨论激烈，部分医师认为是 T 细胞淋巴瘤，而此时已是大年二十九，T 细胞淋巴瘤基因重排或上级医院病理会诊均须在过年后进行。患者诊治和体温变化见图 7-6。

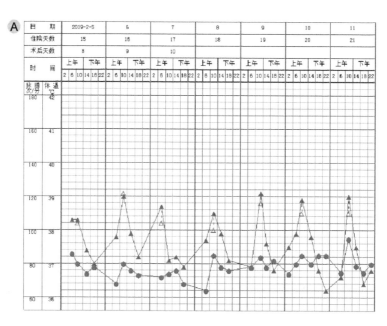

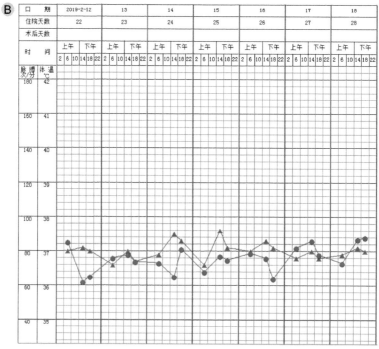

图 7-6　患者在应用"地塞米松针 10 mg，ivgtt，qd"后体温和各项指标走向：
A. 2019 年 2 月 5 日；B. 2019 年 2 月 12 日

（5）医师怀疑T细胞淋巴瘤或组织细胞坏死性淋巴结炎（？）。患者病情重，10 mg地塞米松针控制体温效果欠佳，临床上首先考虑T细胞淋巴瘤。但在激素治疗3周后患者病情明显好转，血色素上升，肝肾功能恢复，不排除良性疾病。最终患者2019年2月16日于上级医院病理会诊结合T细胞淋巴瘤克隆性基因重排结果确诊为组织细胞坏死性淋巴结炎！

（6）2019年2月20日，加用"羟氯喹0.2 g，po，bid"治疗后激素成功减量，于2月26日带"甲泼尼龙琥珀酸钠片16 mg,po,q12 h"+羟氯喹出院，住院时间36天。门诊随诊稳定。

总结和思考

本例组织细胞坏死性淋巴结炎患者与既往我科收治的本病病例不同，临床病情危重，有多脏器功能受损，"地塞米松针10 mg，qd"仍未控制体温。为此我们学习了文献，发现本病临床表现多样，PubMed上有各种各样的病例报道：可单纯累及纵隔淋巴结；合并系统性红斑狼疮（SLE）、血管炎、干燥综合征、T细胞淋巴瘤；可有皮肤损害；噬血细胞综合征；急性肾功能损伤；周围神经病；无菌性脑膜炎；心肌受损……这种所谓的"自限性疾病"，在临床中可以有危重病例，甚至死亡病例的出现！

本例患者的临床表现与高度恶性的淋巴瘤极其类似，一度病情危重，在与家属谈话中我们多次谈到可能预后极差，有死亡可能。患者为中年女性，在诊治过程中，我们迅速展开行动：患者入院第2天行骨髓穿刺，第3天骨髓出初步报告，第4天行PET-CT，第5天外科会诊，术后第6天出淋巴结活检结果……在此过程中，临床医师付出了极大的努力。组织细胞坏死性淋巴结炎的原因可能与自身免疫反应有关，部分患者容易合并 SLE 或今后有发生 SLE 的可能，对于难治性的组织细胞坏死性淋巴结炎可加用羟氯喹治疗。本例患者的诊疗过程充分体现了多科室共同合作的重要性！

（作者：顾吉娜、金鹏锋、潘丽芳；审核：陈琳）

参考文献

1. MASAB M，SURMACHEVSKA N，FAROOQ H. Kikuchi disease. In：StatPearls[Internet]，2021.

2. JAIN J，BANAIT S，TIEWSOH I. Kikuchi's disease（histiocytic necrotizing lymphadenitis）：a rare presentation with acute kidney injury，peripheral neuropathy，and aseptic meningitis with cutaneous involvement. Indian J Pathol Microbiol，2018，61（1）：113-115.

3. BŁASIAK P，JELEŃ M，RZECHONEK A，et al. Histiocytic necrotising lymphadenitis in mediastinum mimicking thymoma or lymphoma-case presentation and literature review of Kikuchi Fujimoto disease. Pol J Pathol，2016，67（1）：91-95.

4. JOEAN O，THIELE T，RAAP M，et al. Take a second look：it's Kikuchi's disease!a case report and review of literature. Clin Pract，2018，8（4）：1095.

5. AL-ALLAF A W，YAHIA Y M. Kikuchi-Fujimoto disease associated with Sjögren's syndrome：a case report. Eur J Case Rep Intern Med，2018，5（5）：856.

6. PERRY A M，CHOI S M. Kikuchi-Fujimoto disease：a review. Arch Pathol Lab Med，2018，142（11）：1341-1346.

7. 肖东，刘艳，窦清理，等 . 坏死性淋巴结炎并发重症感染伴多器官功能衰竭死亡 1 例 . 中国危重急救医学，2008，20（9）：519.

病例 8
以"发热待查、低颅压"为表现的隐球菌脑膜脑炎一例

病情介绍

患者,男性,71岁,长期居住于宁波本地,因"发热1月余"于2018年4月5日入院。

现病史:患者1月余前出现高热,伴双下肢乏力,无咳嗽咳痰、腹痛腹泻、恶心呕吐等不适,于当地医院住院治疗,查四肢肌力5级,2018年3月12日血常规示 WBC 6.8×10^9/L,N% 64.3%;CRP 18 mg/L;ESR 51 mm/h;肥达反应、呼吸道病毒抗体9项、人类免疫缺陷病毒(HIV)阴性。胸部 CT:①主动脉左旁结节灶,左侧叶间胸膜不规则增厚;②两肺散在感染灶;③两侧胸腔少量积液。头颅 CT:老年脑改变,两侧大脑皮质下缺血灶。先后接受"头孢西丁钠针 + 克林霉素针 + 乳酸左氧氟沙星针"抗感染,病情无好转,3月16日出现胡言乱语,不排除

脑膜炎，予甘油果糖降颅压后，3 月 19 日转至当地另一所医院，查血常规示 WBC 7.4×10^9/L，N% 74%；CRP 109.2 mg/L；ESR 82 mm/h；ANA 1 ∶ 100；ANCA 阴性；血培养阴性。肌电图示多发性周围神经损害肌电改变，累及四肢感觉运动神经，以感觉神经轴索损害为著；头颅 MRI 平扫 +DWI：老年脑，脑白质变性，两侧大脑皮层下多发缺血灶、基底节区和脑干腔隙性脑梗死灶；行 2 次腰椎穿刺，脑脊液常规、生化见表 8-1。脑脊液一般细菌涂片、墨汁染色、抗酸涂片、培养无殊。因患者既往有结核性胸膜炎病史，当地医院考虑结核性脑膜炎，予"利福平针 + 异烟肼针 + 左氧氟沙星针"抗结核，3 月 27 日加用"利奈唑胺针"抗结核，且 3 月 21—23 日予"丙种球蛋白 10 g/d"，3 月 21 日—4 月 3 日予"地塞米松针 5 mg/d"，患者仍高热不退，遂入住我科。当地医院 3 月 19 日入院时查体肌力不配合，4 月 4 日出院时查体左上肢肌力 5 级，右上肢肌力 4 级，双下肢肌力 4 级。

表 8-1　外院脑脊液常规、生化和颅压结果

日期	压力 /mmH$_2$O	白细胞 /（个 /μL）	单核比例 /%	氯 /（mmol/L）	葡萄糖 /（mmol/L）	蛋白定量 /（mg/L）	腺苷脱氨酶 /（U/L）
2018 年 3 月 20 日	160	80	90%	104.9	2.8	1154.3	3
2018 年 3 月 27 日	80	30	90%	106.2	2.5	1042.5	3

既往史：有高血压病、结核性胸腔积液，此次发热前已抗结核治疗 8 个月，发热后停用口服抗结核药物。

查体：脉搏 113 次 / 分，体温 38.6 ℃，呼吸 18 次 / 分，血压 119/67 mmHg。神志淡漠，颈抵抗，右肺可闻及湿性啰音，四肢腱反射减弱，双上肢肌力 3 级，双下肢肌力 1 级，病理征

未引出。

入院诊断：①发热待查：中枢神经系统感染（？），肿瘤（？），结缔组织病（？）；②高血压病；③右侧结核性胸膜炎。

诊治经过

诊治思路：从患者的就诊情况看，将目前发热原因归为感染或非感染，有一定难度。但患者有明显的神经系统异常，表现为查体异常、脑脊液异常和肌电图异常。查体上、下肢肌力均有下降，外院头颅 MRI+DWI 未见明显异常，需完善头颅 MRI 增强、颈椎 MRI 增强检查。脑脊液表现为白细胞计数、蛋白轻度升高，常规细菌学检查阴性，需复查腰椎穿刺，并送脑脊液 X-pert、乳胶凝集试验，完善血 T-SPOT、GM 试验，必要时送脑脊液 NGS 检测，明确有无感染。肌电图异常，表现为多发性周围神经损害肌电改变，累及四肢感觉运动神经，以感觉神经轴索损害为著。如何进行鉴别诊断呢？参照文献《周围神经病：鉴别诊断和管理》，完善相关检查（图 8-1）。

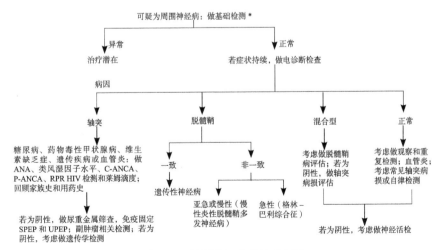

图 8-1　周围神经病的诊治思路

[资料来源：周淑新，张彦宗.周围神经病：鉴别诊断和管理.中国全科医学，2010，13（34）：3882-3885.]

入院后辅助检查：

2018 年 4 月 5 日血常规示 WBC 5.9×10^9/L，N% 80.5%；
CRP 27.67 mg/L；PCT 正常；T-SPOT 阴性；肿瘤标志物铁蛋白
1645.9 ng/mL，余正常；ANA、ANCA 阴性；甲状腺功能无殊、
本周蛋白阴性、HIV 阴性。

2018 年 4 月 6 日复查腰椎穿刺，压力 50 cmH$_2$O ↓，脑脊液常
规示外观无色透明，红细胞（RBC）90 个 /μL ↑，WBC 74 个 /μL，
单核细胞 81%；脑脊液生化示葡萄糖 1.84 mmol/L ↓，LDH
7 IU/L ↑，氯 103.4 mmol/L ↓，微量总蛋白 1.004 g/L ↑，腺苷
脱氨酶（ADA）2 U/L，脑脊液涂片找抗酸杆菌、新型隐球菌、
脑脊液细菌培养阴性。常见脑膜炎的鉴别诊断见表 8-2。

表 8-2　常见脑膜炎的鉴别诊断

	化脓性脑膜炎	结核性脑膜炎	隐球菌性脑膜炎	病毒性脑膜炎
起病	急	缓慢 / 亚急性	缓慢	急
既往史	中耳炎	肺及肺外结核、HIV	激素、养鸽子、HIV	上感、腹泻
脑膜刺激征	明显	明显	不明显	不明显
颅神经受损	少、听神经	多组（晚期）	视力损伤早而明显	无
胸片	可有肺炎	肺结核	真菌性肺炎	无
WBC/N%/CRP	升高多见	正常 / 轻度升高	正常多见	正常、乙脑例外
脑脊液压力	高	高	明显高	高或正常
脑脊液常规（×10^6）	成千上万，以粒细胞为主	100～500，以单核淋巴细胞为主	100～500，以单核淋巴细胞为主	100～500，以单核淋巴细胞为主
	糖↓↓氯↓蛋白↑↑ADA↑	糖↓↓氯↓↓↓蛋白↑↑↑ADA↑	糖↓↓氯↓蛋白↑ADA-	糖-氯-蛋白↑ADA-
脑脊液生化	革兰氏染色	抗酸染色	墨汁涂片	抗体检测
病原学检查涂片培养	细菌培养阳性（血 /CSF）	结核菌培养阳性、PPD 试验、T-SPOT	血 /CSF 培养、隐球菌荚膜多糖抗原	抗体检测

诊治经过：

单从脑脊液的检测来看，我们很难确定患者是哪一种脑膜炎，甚至考虑患者会不会是非感染性疾病，如 POEMS 综合征。就在我们感到困惑之时，其他检测化验回报，脑脊液 X-pert 阴性，脑脊液隐球菌荚膜多糖抗原检测阳性，血 GM 1.16↑。脑脊液隐球菌荚膜多糖抗原，对于隐球菌性脑膜炎是一项敏感性和特异性非常高的检测，故我们认为患者极有可能为隐球菌性脑膜炎，再次复查腰椎穿刺，2 次腰椎穿刺对比结果见表 8-3。这一次，我们再次与细菌室沟通，镜下仔细查看，终于找到了隐球菌（图 8-2）。脑脊液新型隐球菌荚膜多糖定量检测 758.6 μg/L。脑脊液培养新型隐球酵母，氟康唑、两性霉素 B、氟胞嘧啶敏感，氟康唑 MIC 值为 2。

表 8-3 腰椎穿刺结果对比

日期	压力 / mmH$_2$O	白细胞 / （个 /μL）	单核 比例 /%	氯 / (mmol/L)	葡萄糖 / (mmol/L)	蛋白定量 / (mg/L)	ADA/ (U/L)
2018 年 4 月 6 日	50	74	81%	103.4	1.84	1004	2
2018 年 4 月 10 日	20	65	80%	104.5	2.8	1227	1

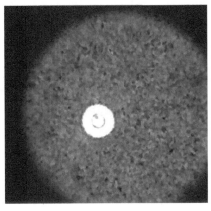

图 8-2 脑脊液墨汁染色找到新型隐球菌

同时，2018年4月9日患者头颅增强MRI回报，科室集体讨论意见：①右侧脑桥、两侧基底节多发V-R间隙扩大伴感染，新型隐球菌感染（？）；②脑白质变性（Fazekas 3级），见图8-3。

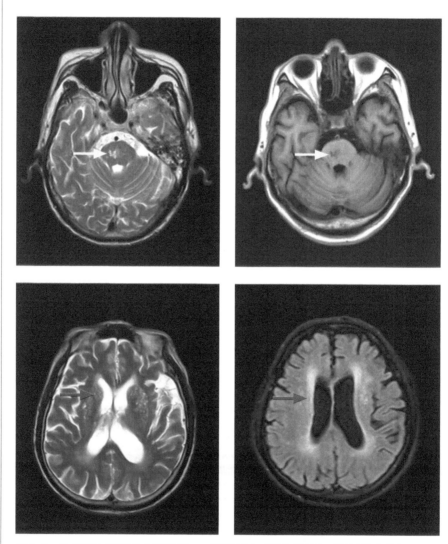

图8-3　头颅MRI增强示右侧脑桥V-R间隙扩大（黄色箭头）、两侧基底节多发V-R间隙扩大（红色箭头）

相关知识点：隐球菌性脑膜炎为临床上常见的难治性中枢神经系统感染，其病原菌为隐球菌，而隐球菌属至少有30多个种，其中具有致病性的绝大多数为新型隐球菌和格特隐球菌，我国以新型隐球菌感染为主，格特隐球菌少见。隐球菌病的免疫学诊断（血清学试验），临床上常用隐球菌荚膜抗原检测，其方法有乳胶凝集试验（LA）、酶联免疫分析法（EIA）和侧流免疫层析法（LFA）等，其中LFA又称金标法和胶体金免疫层析法，可用于定性、半定量检测血清、脑脊液、中段尿中隐球菌荚膜多糖抗原，操作简单，报告快速，已是目前国内临床诊断隐球菌感染常用的方法之一。隐球菌荚膜多糖抗原阳性提示隐球菌感染，滴度的高低提示疾病的严重程度。隐球菌颅内感染在影像学表现上有其一定的特点，CT、MRI表现异常的隐球菌颅内感染主要归结为以下3点：①血管周围间隙（基底节区或侧脑室旁）病变；②脑膜病变；③脑积水。血管周围间隙病变主要有胶状假囊肿、隐球菌瘤两种。MRS表现Cho升高但没有恶性胶质瘤那样高时，应该想到真菌性肉芽肿。患者为非HIV患者，治疗方案参照表8-4。

表8-4　隐球菌性脑膜炎诊治专家共识对于非HIV患者治疗方案的推荐

病程	抗真菌药物		疗程
	首选	次选	
非艾滋病患者诱导期	两性霉素B[0.5～0.7 mg/（kg•d）]+氟胞嘧啶[100 mg/（kg•d）]	两性霉素B[0.5～0.7 mg/（kg•d）]+氟康唑（400 mg/d） 两性霉素B[0.5～0.7 mg/（kg•d）] 氟康唑（600～800 mg/d）±氟胞嘧啶[100 mg/（kg•d）] 伊曲康唑注射液（第1～2天负荷剂量200 mg，每12 h 1次，第3天开始200 mg，每日1次）±氟胞嘧啶[100 mg/（kg•d）] 伏立康唑（第1天负荷剂量6 mg/kg，每12 h 1次，第2天开始4 mg/kg，每12 h 1次）±氟胞嘧啶[100 mg/（kg•d）]	≥4周

（续表）

病程	抗真菌药物		疗程
	首选	次选	
巩固期	氟康唑（600～800 mg/d）± 氟胞嘧啶 [100 mg/（kg•d）]	伊曲康唑口服液（200 mg，每 12 h 1 次）± 氟胞嘧啶 [100 mg/（kg•d）]	≥ 6 周
	两性霉素 B[0.5～0.7 mg/（kg•d）]± 氟胞嘧啶 [100 mg/（kg•d）]	伏立康唑片（200 mg，每 12 h 1 次）± 氟胞嘧啶 [100 mg/（kg•d）]	

[资料来源：中华医学会感染病学分会 . 隐球菌性脑膜炎诊治专家共识 . 中华传染病杂志，2018，36（4）：193-199.]

诊治经过：按照专家共识给药，两性霉素 B 0.5 mg/（kg•d）治疗，逐步加量，患者耐受性尚可，诱导期 4 周；巩固期，氟康唑 600 mg/d+ 氟胞嘧啶 100 mg/（kg•d）治疗。患者有颅内多发 V-R 间隙扩张，最终氟康唑 400～600 mg/d 维持治疗 1 年余，患者恢复良好。复查腰椎穿刺结果见表 8-5。2018 年 8 月 6 日脑脊液新型隐球菌荚膜多糖定量 6 μg/L（正常范围 0～6 μg/L）。

总结和思考

患者治疗效果良好，但仍有各种问题未解决。①患者为何会低颅压？查找文献，有低颅压的隐球菌性脑膜炎的报道，但未分析其具体原因。低颅压的常见原因有脑组织体积减小、脑脊液减少、脑血管床的体积减小，其中脑脊液减少的原因有：脑脊液漏出、颅脑外伤或术后、感染或感染后变态反应、休克状态、中毒。分析本例患者，患者存在脑组织轻度萎缩，可能是感染因素导致脑脊液生成减少或存在隐匿性脑脊液漏。②患者为何颅压不高？我们对患者行眼底检查，未发现视盘水肿，患者无颅高压表现。研究发现隐球菌性脑膜炎颅内压增高，与隐球菌荚膜抗原滴度、脑脊液培养菌量无关，与蛛网膜颗粒里平均隐球菌数量相关。患者颅压不高原因可能为蛛网膜颗粒里

表8-5 各次腰椎穿刺检查结果

日期	压力 /mmH$_2$O	白细胞 /（个 /μL）	单核比例 /%	氯 /（mmol/L）	葡萄糖 /（mmol/L）	蛋白定量 /（mg/L）	腺苷脱氨酶 /（U/L）
2018 年 3 月 20 日	160	80	90%	104.9	2.8	1154.3	3
2018 年 3 月 27 日	80	30	90%	106.2	2.5	1042.5	3
2018 年 4 月 6 日	50	74	81%	103.4	1.84	1004	2
2018 年 4 月 10 日	20	65	80%	104.5	2.8	1227	1
2018 年 4 月 24 日	80	6	—	120.4	2.81	633	1
2018 年 5 月 16 日	140	3	—	120.6	2.55	600	0
2018 年 6 月 26 日	90	6	—	119.9	2.65	523	0
2018 年 8 月 6 日	113	2	—	124.9	3.30	400	2
2018 年 9 月 17 日	120	11	64%	126.6	3.03	440	2
2018 年 11 月 13 日	145	1	—	132.1	3.62	390	1

隐球菌浓度不高，影像学表现上未提示脑膜强化（脑膜炎不严重），可能是慢性感染。③多发性周围神经轴索损害的原因？入院后完善各项检查，骨髓穿刺、活检未提示肿瘤；血尿蛋白电泳未见 M 蛋白；副肿瘤抗体检测阴性；患者异烟肼药物抗结核已久，乏力是近期发生的，不支持该原因；外院给予患者补充维生素 B_{12}，我院继续补充维生素 B_{12} 和抗隐球菌治疗后，患者肌力恢复，考虑可能与维生素 B_{12} 缺乏有关。④为何会发生这种特殊形式的隐球菌感染？患者反复检测 HIV 阴性，细胞免疫、体液免疫未见明显异常，但患者可能存在隐匿的免疫功能异常，目前检测手段有限，继续追踪随访中。

（作者：顾吉娜、潘丹美、金鹏锋；审核：蔡挺）

参考文献

1. 周淑新，张彦宗.周围神经病：鉴别诊断和管理.中国全科医学，2010，13（34）：3882-3885.

2. 中华医学会感染病学分会.隐球菌行脑膜炎诊治专家共识.中华传染病杂志，2018，36（4）：193-199.

3. 许传军，胡志亮，魏洪霞，等.艾滋病患者中枢神经系统隐球菌感染的磁共振成像特征.中南大学学报（医学版），2017，42（10）：1184-1190.

4. 鱼潇，孙亲利，荐志洁，等.真菌性脑脓肿和脑肉芽肿临床和 MR 表现.实用放射学杂志，2016，32（12）：1842-1844.

5. GHATALIA P A, VICK A, VATTOTH S, et al. Reversible blindness in cryptococcal meningitis with normal intracranial pressure: case report and review of the literature. Clin Infect Dis, 2014, 59（2）：310-313.

6. LOYSE A, WAINWRIGHT H, JARVIS J N, et al. Histopathology of the arachnoid granulations and brain in HIV associated cryptococcal meningitis: correlation with cerebrospinal fluid pressure. AIDS, 2010, 24（3）：405-410.

病例 9
以"发热、颅内压增高"为表现的猫蚤立克次体颅内感染一例

病情介绍

患者，男性，42岁，长期居住于宁波本地，因"发热1月余"于2019年1月22日入院。

现病史： 患者1月余前无明显诱因出现低热，最高体温为37.5 ℃，未感明显其他不适，2018年12月13日于外院门诊就诊，血常规示 WBC 8.6×10^9/L，N% 78.8%；CRP < 0.5 mg/L，"清热颗粒"对症支持治疗，低热无好转。2019年1月1日再次于外院门诊就诊，血常规示 WBC 6.5×10^9/L，N% 71.3%；CRP 16 mg/L；ESR 19 mm/h。先后予"头孢克洛、头孢呋辛胶囊"抗感染，低热仍无好转，且半月余前出现高热，最高体温39.1 ℃，有畏寒，发热时感头晕、头痛，伴轻微咳嗽。2019年1月12—22日于当地医院住院治疗，1月13日血常规示 WBC 7.4×10^9/L，

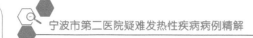
N% 73.6%；生化示 ALT 46 U/L，LDH 253 U/L，CRP 13.8 mg/L；PCT 0.1 ng/mL；ESR 19 mm/h。头颅 MRI 平扫、胸部 CT 无明显异常。腹部增强 CT 示胃窦壁增厚伴动脉期明显强化，胰胃间隙异常密度影，感染（？），后腹膜多发轻度淋巴结肿大；胃镜示慢性浅表性胃炎伴糜烂、食管炎、十二指肠球部溃疡；心脏彩超未见明显异常。住院期间，先后接受"头孢地嗪针 2 g，ivgtt，bid"（1 月 13—16 日）、"左氧氟沙星针 0.5 g，ivgtt，qd"（1 月 14—22 日）、"哌拉西林钠他唑巴坦钠针 4.5 g，ivgtt，q8 h"（1 月 16—22 日）抗感染，1 月 17—19 日体温恢复正常，1 月 19 日复查血常规：WBC 6.9×10⁹/L，N% 65.1%；CRP 32.4 mg/L。1 月 20 日再次发热，测体温 37.8 ℃。因发热原因不明，患者遂来我院住院治疗。

既往史：既往体健。

查体：体温 38.3 ℃，心率 110 次 / 分，呼吸 18 次 / 分，血压 106/79 mmHg。神志清，精神可，心、肺、腹查体无殊。神经系统查体无殊。

入院诊断：发热待查。

诊治经过

诊治思路 1：发热待查的病因分为感染和非感染。感染方面，纵观患者病情，外院检查 CRP、白细胞增高不明显，PCT 正常，抗感染治疗后体温有所下降，需考虑。病原学上首先考虑不典型病原体感染，需再次评估感染部位，特别是腹部、血液、中枢神经系统。非感染方面，患者全腹增强 CT 示后腹膜多发轻度淋巴结肿大、LDH 增高，外院影像学评估未发现明显感染灶，仍需进一步完善检查排除结缔组织病和肿瘤。

入院后辅助检查：

2019 年 1 月 22 日血常规示 WBC 8.6×10⁹/L，N% 77.9%，

Hb 134 g/L，PLT 355×10^9/L，非典型淋巴细胞 1%；生化示 CRP 39.69 mg/L；PCT 0.2 ng/mL；ESR 112 mm/h；流感病毒核酸分型、血培养、T-SPOT 阴性；全血 NGS 检测阴性；ANA、ANCA 阴性；铁蛋白 235.6 ng/mL；LDH 211 U/L；HLA-B27 阴性；抗 CCP 抗体无殊。

2019 年 1 月 23 日 PET-CT 示后腹膜区、肠系膜根部多发轻度肿大淋巴结，大者直径 12 mm，FDG 代谢不同程度增高（SUV_{max} 3.61 ～ 16.45）（图 9-1），淋巴瘤待排除；全身骨髓弥漫性 FDG 代谢增高，继发改变可能，必要时行骨髓穿刺检查。双颈部 Ⅱ 区小淋巴结炎可能性大。胃贲门炎症考虑；痔疮。

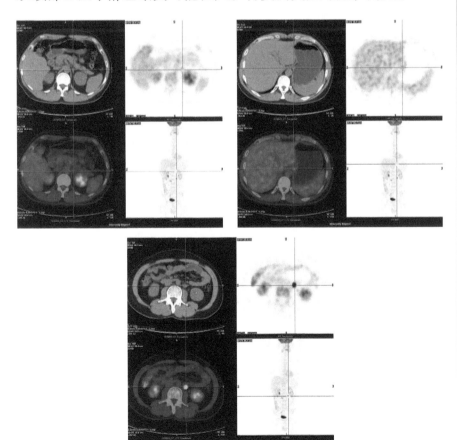

图 9-1　2019 年 1 月 23 日 PET-CT 示后腹膜区、肠系膜根部多发轻度肿大淋巴结，FDG 代谢不同程度增高

PET-CT 提示淋巴瘤可能，但 FDG 代谢增高的淋巴结集中在腹腔，淋巴结小，外科会诊活检困难。进一步完善检查，行骨髓穿刺和骨髓活检（图 9-2），查血，IgG4 0.908 g/L（正常范围）。

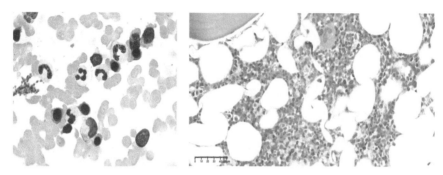

图 9-2　骨髓穿刺和骨髓活检未提示淋巴瘤

诊治经过 1：患者入院后予"头孢曲松针 2 g，ivgtt，qd" + "阿奇霉素针 0.5 g，ivgtt，qd"抗感染治疗，但效果欠佳，体温攀升。2019 年 1 月 27 日更改抗感染方案为"亚胺培南西司他丁钠针 1 g，ivgtt，q8 h"，患者仍高热不退，且 CRP 较前增高，入院时查 CRP 39.69 mg/L，2019 年 1 月 30 日复查 CRP 122.46 mg/L（图 9-3）。

诊治思路 2：目前所有的检查已基本完善，但仍未发现发热原因，且经验性抗感染治疗效果欠佳，我们需从头开始。首先，再次追问病史：患者有头痛病史数年，表现为摇晃时疼痛，每年发作 1 ～ 2 个月，目前发热时感轻微头痛，热退好转，查体无阳性发现。其次，总结发现的诊断线索：①ESR 明显升高；②后腹膜淋巴结轻度肿大伴 SUV 值增高；③头痛。需考虑中枢神经系统感染、血管炎、淋巴瘤等疾病，腹腔淋巴结活检可行性低，先完善腰椎穿刺检查。

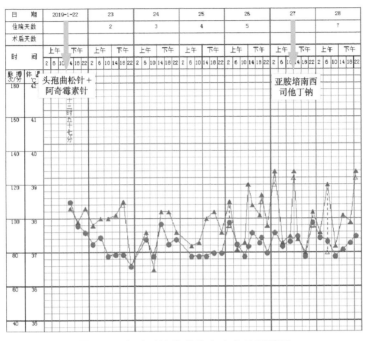

图 9-3　入院后抗菌药物方案和体温情况

诊治经过 2：2019 年 1 月 28 日行腰椎穿刺，查脑脊液压力 365 mmH₂O，脑脊液常规示白细胞 3 个 /μL，脑脊液生化示葡萄糖、氯、微量总蛋白未见异常。脑脊液涂片找细菌、抗酸杆菌、隐球菌，脑脊液 X-pert，脑脊液隐球菌乳胶凝集试验阴性。1 月 29 日查头颅增强 MRI 未见明显异常。

颅内压增高情况见图 9-4，予完善相关检查，头颅 MRI 未见脑水肿和颅内占位，2019 年 1 月 31 日行脑静脉成像（MRV），仍未见异常，眼科会诊未见视盘水肿。2019 年 2 月 3 日复查腰椎穿刺，查脑脊液压力 290 mmH₂O，脑脊液常规示白细胞计数 2 个 /μL，脑脊液生化示葡萄糖、氯、微量总蛋白正常。虽然多次脑脊液常规、生化未见异常，但患者脑脊液压力明显增高，仍不能除外颅内感染。结合前期抗菌药物治疗情况，停用亚胺培南西司他丁钠针，2019 年 1 月 30 日改为"利奈唑胺针 0.6 g，ivgtt，q12 h"抗感染 3 天，体温高峰、CRP 仍无下降。患者颅内压增高，有轻微头痛，且头痛病史较久，各种抗感染方案效果欠佳，诊断上需考虑血管炎可能。停用抗菌药物，试用"甲泼尼龙琥珀酸钠针 40 mg，ivgtt，qd"治疗 3 天，患者体温高峰、炎症指标下降。这时第 2 次腰椎穿刺脑脊液 NGS 报告给了我们意想不到的结果（表 9-1）。

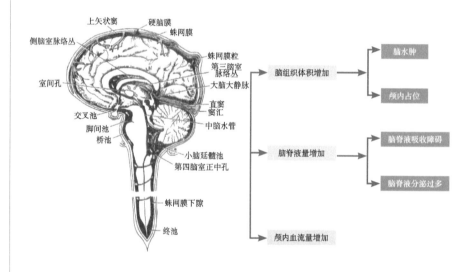

图 9-4　脑脊液循环和颅内压增高原因分析

表 9-1　脑脊液 NGS 检测结果

类型	属			种		
	中文名	拉丁文名	检出序列数	中文名	拉丁文名	检出序列数
G^-（革兰氏阴性菌）	立克次体属	Rickettsia	438	猫蚤立克次体	Rickettsia felis	203
—	—	—	—	立克次体	Rickettsia amblyommatis	5

相关知识点：立克次体是一类严格细胞内寄生的原核细胞型微生物，天然寄生于多种吸血节肢动物和昆虫体内，对人类致病的立克次体主要包括5个属：①立克次体属，分为斑疹伤寒群和斑点热群，代表疾病——流行性和地方性斑疹伤寒、北亚蜱传立克次体病；②东方体属，代表疾病——恙虫病；③埃立克体属，代表疾病——人单核细胞埃立克体病；④柯克斯体属，代表疾病——Q热；⑤巴通体属，代表疾病——巴通体病。猫蚤立克次体于1918年在欧洲的猫蚤中首次被发现，后陆续在全球范围内被报道。国内学者发现0.1%的健康宿主可检测出猫蚤立克次体。猫蚤立克次体感染主要临床表现为发热、皮疹，重者可有中枢神经系统感染，在墨西哥曾出现过死亡病例。猫蚤立克次体传播途径见图9-5。

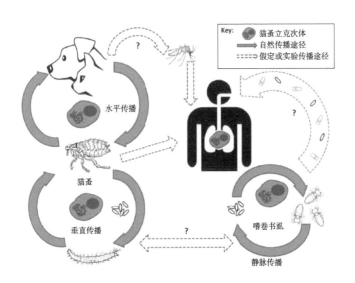

图9-5　猫蚤立克次体可能的传播途径

　　[资料来源：ANGELAKIS E，MEDIANNIKOV O，PAROLA P，et al.Rickettsia felis: the complex journey of an emergent human pathogen.Trends Parasitol，2016，32（7）：554-564.]

诊治思路 3：追问患者居住环境，居住环境差，在沙发等地方常能发现小虫子。目前国内外无猫蚤立克次体中枢神经系统感染的具体报道，但在日本斑点热中枢神经系统感染病例中，多名患者脑脊液蛋白、糖正常，细胞数略增多，故我们认为患者发热原因可能为立克次体感染。

诊治经过 3：立克次体中枢神经系统感染首选氯霉素，停用激素针，于 2019 年 2 月 7 日以"氯霉素针 0.75 g，q6 h"抗感染 2 周后，患者体温、CRP 正常，颅内压下降（图 9-6），3 月 1 日复查脑脊液 NGS 测序阴性。出院后随访 3 个月，患者均无发热。

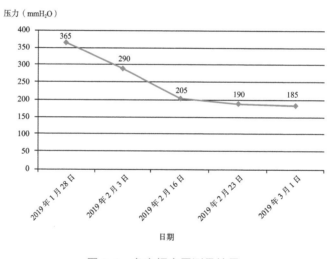

图 9-6　多次颅内压测量结果

总结和思考

本例发热待查患者的突破点为腰椎穿刺颅内压明显增高，随着中枢神经系统感染患者的增多，在我科发现了越来越多不典型颅内感染患者。本例患者颅内压增高如此明显，多次脑脊液常规、生化正常，临床表现无明显头痛，无恶心、呕吐，神经系统查体也无阳性发现。对于发热待查患者，有时候完善腰椎穿刺检查还是必要的。本例患者脑脊液常规病原学检查无阳性发现，最后 NGS 给了我们答案。NGS 在一些不明原因脑膜炎患者的诊断中具有一定应用价值，能够发现一些罕见的病原体。

（作者：顾吉娜、曾呈军、潘丹美、杨小燕；审核：蔡挺）

参考文献

1. 张骁鹏，李炘橿，郑波，等 . 立克次体与立克次体病的检测与鉴定 . 微生物与感染，2015，10（3）：194-198.

2. ANGELAKIS E，MEDIANNIKOV O，PAROLA P，et al. Rickettsia felis：the complex journey of an emergent human pathogen. Trends Parasitol，2016，32（7）：554-564.

3. ZHANG J，LU G，KELLY P，et al. First report of Rickettsia felis in China. BMC Infect Dis，2014，14：682.

4. NAKATA R，MOTOMURA M，TOKUDA M，et al. A case of Japanese spotted fever complicated with central nervous system involvement and multiple organ failure. Intern Med，2012，51（7）：783-786.

5. WILSON M R，O'DONOVAN B D，GELFAND J M，et al. Chronic meningitis investigated via metagenomic next-generation sequencing. JAMA Neurol，2018，75（8）：947-955.

病例 10
以"低热待查"为主要表现的变应性支气管肺曲霉病一例

病情介绍

患者，女性，27岁，长期居住于宁波本地，因"反复发热1年余，再发3天"于2018年8月13日入院。

现病史： 患者1年余前无明显诱因出现低热，自测体温37.9 ℃，无畏寒、咳嗽咳痰、腹痛腹泻、头晕头痛等不适主诉，未予重视和诊治，后反复出现发热，体温波动于37.4～37.7 ℃，多次外院就诊未明确发热病因，1年来体重下降3 kg。3天前患者无明显诱因再次出现发热，最高体温38 ℃，伴咽痛，伴咳嗽咳痰，痰色白，难咳出，伴乏力、食欲缺乏，无皮疹、关节痛等不适，服中药2天后体温仍波动于37.4～38.0 ℃，遂收治入院。

既往史： 既往体健。

查体： 体温37.4 ℃，心率111次/分，呼吸18次/分，血压

110/60 mmHg。神志清，精神可，心、肺、腹查体无殊。神经系统查体无殊。

辅助检查：2017年8月26日外院胸部CT示左肺上叶结节灶，炎性考虑。2017年11月2日外院腹部B超示肝内钙化灶；颌下淋巴结超声左侧和下淋巴结可及；风湿全套＋抗CCP抗体阴性；甲状腺功能常规未见明显异常。2018年4月9日外院肠镜示慢性结肠炎。2018年7月4日外院胃镜示胆汁反流性胃炎。

入院诊断：低热待查。

诊治经过

诊治思路1：低热是感染科常见的一种症状，要明确低热原因往往非常困难，门诊常会遇到一些低热1个月至数年、各项检查均无明显异常的患者。本例患者平时体温基本在37.5 ℃，此次最高体温38 ℃，且有咽痛、咳嗽咳痰，有可能此次因呼吸道感染导致体温升高。纵观其1年的低热原因，可能是什么呢？我们还是需按照发热待查的思路，将病因分为感染与非感染，评估感染部位，评估病原体（特别是结核）和免疫、肿瘤情况。

入院后辅助检查：2018年8月14日血常规示WBC 4.4×10^9/L，N% 54.2%，Hb 102 g/L，PLT 355×10^9/L，非典型淋巴细胞2%；生化示：球蛋白正常，CRP 9.09 mg/L；PCT 0.1 ng/mL；ESR 42 mm/h；TB-AB、T-SPOT、结核菌素试验（PPD）阴性；EB-DNA阴性；EB病毒IgM阴性，IgG阳性；血培养阴性；肿瘤标志物全套正常；自身抗体、ANCA阴性；抗O、RF阴性；甲状腺功能无殊；输血前检测无殊；体液免疫示补体C_{1q} 298.66 mg/L ↑，免疫球蛋白G 18.93 g/L ↑，免疫球蛋白A 5.58 g/L ↑，免疫球蛋白M 3.33 g/L ↑。胸部CT示两肺和纵隔

未见明显异常；全腹增强 CT 示肝VI段小钙化灶，余未见明显异常。骨髓穿刺＋活检未见明显异常（图 10-1）。

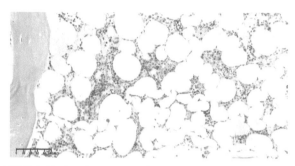

骨髓增生相对同龄人低下，造血组织约占骨髓面积30%，粒红比大致正常，粒系各阶段可见，未见幼稚粒细胞增多，造血岛可见，红系各阶段可见，巨核细胞数量减少，各阶段可见。特殊染色：HE 染色（＋）、Masson（－）、PAS（＋）、Fe 染色（－）、Ag 染色（－）。

图 10-1 骨髓活检病理报告（HE×10）

诊治思路 2： 入院后完善各项检查，发现患者免疫球蛋白有不同程度的增高，免疫球蛋白升高分为单克隆性和多克隆性（反应性）。单克隆性的主要原因有肿瘤、浆细胞病——合成或分泌免疫球蛋白的 B 淋巴细胞或浆细胞的克隆增生性疾病。而多克隆性的原因有肝炎、肝硬化、慢性感染、自身免疫性疾病、实体肿瘤（如淋巴系统肿瘤）、其他（如 Castleman 病）。本例患者体液免疫报告单呈现为多克隆性增高，但目前未发现免疫系统疾病、肿瘤性疾病和慢性感染。

诊治经过 1： 入院后我们未给予患者特殊治疗，测得患者最高体温为 37.9 ℃。建议患者完善 PET-CT 等检查，患者表示需考虑，后出院。2018 年 8 月 21 日复查非典型淋巴细胞为 0；体液免疫示免疫球蛋白 A 4.76 g/L ↑，免疫球蛋白 M 2.68 g/L ↑。入院体温情况详见图 10-2。

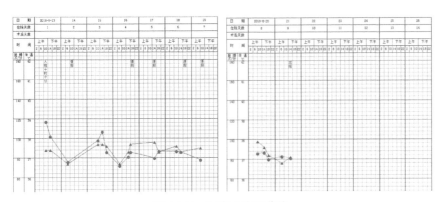

图 10-2　入院后体温曲线

第 2 次入院：患者出院后去上海市两所医院进一步就诊，查 T-SPOT、铁蛋白、自身抗体、血清免疫球蛋白电泳、IgG4、抗心磷脂抗体均未见明显异常。患者仍有低热，体温较前无明显波动。3 天前患者自觉呼吸困难，有喘息，被 120 送入当地医院急诊，"甲泼尼龙琥珀酸钠针、多索茶碱针"等治疗后症状缓解，但仍有咳嗽、呼吸不畅，遂再次来我科门诊，2018 年 10 月 22 日再次入住我科。

诊治经过 2：根据原因不明发热（FUO）和原因不明炎症（IUO）诊治流程（图 10-3），患者有 PET-CT 绝对适应证，2018 年 10 月 23 日完善 PET-CT 检查：①全身 PET-CT 现象未见 FDG 高代谢肿瘤性病变。②双侧颈部和锁骨上散在淋巴结炎；两侧上颌窦、筛窦炎症；右侧中下鼻甲肥厚；鼻咽部慢性炎症考虑；双侧甲状腺轻度炎性改变。③左肺下叶良性结节；纵隔内、两侧腋窝散在小淋巴结炎；前上纵隔胸腺退化不全；双侧乳腺增生。④肝右叶钙化灶；双侧腹股沟散在小淋巴结炎。⑤慢性胃炎，慢性肠炎。⑥子宫内条片状 FDG 代谢增高，考虑生理性摄取，建议妇科 B 超随访。⑦脐部皮下软组织增厚。结果让我们大失所望，并没有找到有效线索。因患者有哮喘样发作，完善过敏原全套检查，发现 IgE 明显升高（> 1160 IU/mL），进一步检测，IgE 高达 145 000 IU/mL。

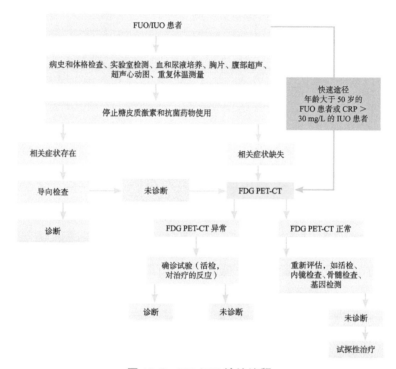

图 10-3　FUO/IUO 诊治流程

[资料来源：SCHÖNAU V，VOGEL K，ENGLBRECHT M，et al. The value of 18F-FDG-PET/CT in identifying the cause of fever of unknown origin（FUO）and inflammation of unknown origin（IUO）：data from a prospective study.Ann Rheum Dis，2018，77（1）：70-77.]

相关知识点： IgE 升高分为单纯性升高和多种性升高，单纯性升高主要见于 IgE 型多发性骨髓瘤；多种性升高见于特异反应性疾病、寄生虫感染、T 细胞功能不全症、软组织嗜酸性肉芽肿（木村病）、Hodgkin 病（霍奇金病）等。

诊治经过 3： 患者有哮喘，IgE 明显升高，血嗜酸性粒细胞计数正常，完善血 GM 试验正常，烟曲霉 IgG 抗体定量检测 > 500 AU/mL。我们再次联系影像科，查找有无曲霉感染的依据，发现了线索（图 10-4）。

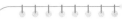

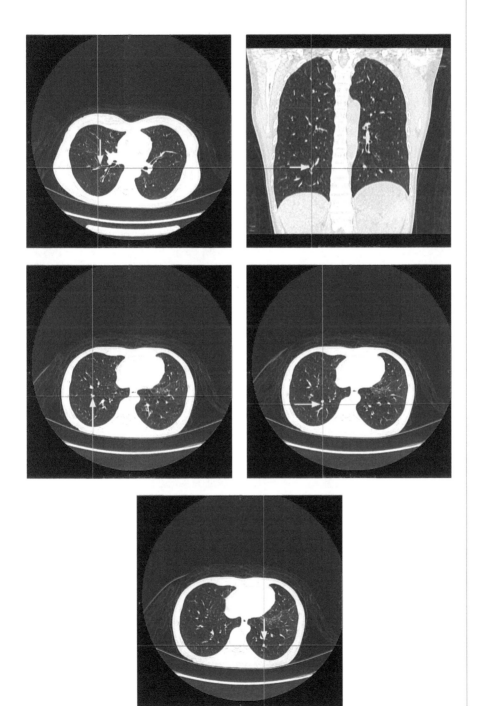

图 10-4 PET-CT 上发现了支气管的轻度扩张和黏液栓（黄色箭头处）

相关知识点：变应性支气管肺曲霉病（ABPA）是人体对寄生于支气管内的曲霉发生变态反应所引起的支气管肺部疾病。过去认为 ABPA 是一种少见病，近年来随着血清学和影像学诊断方法的进展，ABPA 的诊断率明显提高。ABPA 大多发生在 30 ～ 40 岁的成年人，无明显性别差异，临床表现变异很大。患者一般表现为控制不佳的哮喘，可伴有咯血、咳痰、低热、乏力、体重下降等全身症状。31% ～ 69% 的患者可咳棕黑色痰栓，这是 ABPA 相对特异的症状。其诊断标准和分期见表 10-1、表 10-2。ABPA 常见的影像学表现为肺部浸润影或实变影，其特点为一过性、反复性、游走性。ABPA 具有一定特征性的表现，包括黏液嵌塞、支气管扩张、小叶中心性结节、树芽征等。

表 10-1　2013 年国际人类和动物真菌学会 ABPA 诊断标准

诊断标准（须具备第 1 项、第 2 项和第 3 项中的至少 2 条）	
相关疾病	哮喘
	其他：支气管扩张症、慢性阻塞性肺疾病、肺囊性纤维化等
必需条件	烟曲霉特异性 IgE 水平升高，或烟曲霉皮试速发反应阳性
	血清总 IgE 水平升高（ > 1000 U/mL ）
其他条件	血嗜酸性粒细胞计数 > 0.5×10^9/L
	影像学与 ABPA 一致的肺部阴影
	血清烟曲霉特异 IgG 抗体或沉淀素阳性

表 10-2　ABPA 分期

分期	定义	特征
0 期	无症状期	符合 ABPA 标准，既往未诊断过 ABPA，哮喘控制良好
1 期	急性期	符合 ABPA 标准，既往未诊断过 ABPA，哮喘控制不佳

分期	定义	特征
1a 期	伴有黏液嵌塞	有明确黏液嵌塞的肺部影像和支气管镜表现
1b 期	不伴有黏液嵌塞	无黏液嵌塞的肺部影像和支气管镜表现
2 期	好转期	临床改善（症状缓解，哮喘被控制），主要影像学检查改善。治疗 8 周时，血清总 IgE 较治疗前下降 ≥ 25%
3 期	复发加重	临床症状和（或）肺部影像加重，伴血清总 IgE 较治疗前下降 ≥ 50%
4 期	缓解期	停用激素后，临床和影像学检查改善，伴血清总 IgE 在新的基线水平波动 < 50%，维持 6 个月以上
5a 期	ABPA 治疗依赖期	停止治疗后 6 个月内，患者病情出现 2 次以上复发；或在口服激素/唑类抗真菌药物的过程中，临床检查、影像学检查、免疫学指标再次加重
5b 期	激素依赖性哮喘期	患者 ABPA 活动性（肺部影像和血清总 IgE）虽得以控制，但仍需口服激素以控制难治性哮喘
6 期	晚期	并发 Ⅱ 型呼吸衰竭和（或）肺心病，伴有肺纤维化影像

[资料来源：路明，姚婉贞.变应性支气管肺曲霉病的诊治进展.中华结核和呼吸杂志，2015，38（10）：770-773.]

诊治经过 4： 当时宁波未开展烟曲霉特异性 IgE 和烟曲霉皮试，但临床医师仍考虑患者为 ABPA，根据专家共识的推荐，选择泼尼松治疗，起始剂量为 0.5 mg/kg、qd、应用 2 周，继以 0.25 mg/kg、qd、应用 4 ~ 6 周，然后根据病情试行减量，并予"伏立康唑片 200 mg，po，q12 h"治疗，根据血药浓度调整用药。治疗复查：2018 年 11 月 16 日 IgE 3700 IU/mL，近 2 个月后复查胸部 CT，黏液栓消失（图 10-5）。泼尼松总疗程 7 个月，伏立康唑 3 个月，体温稳定。

笔记

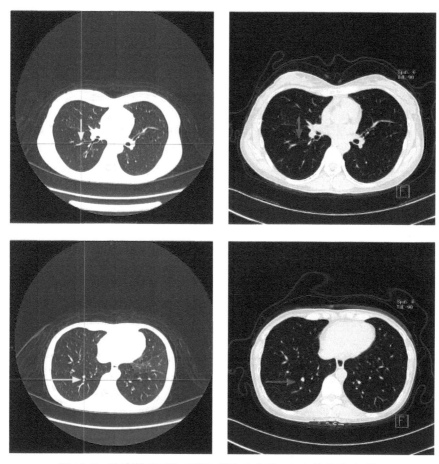

图 10-5　治疗前后对比（黄色箭头治疗前，红色箭头治疗后）

总结和思考

低热待查通常在临床中诊断比较困难，随着疾病的演变，新的症状出现或特异性检查结果能够给诊断带来新的突破，当然，对于各项检查都正常的低热患者也可以继续随访。因本例患者拒绝气管镜检查和检测受限等原因，无法开展烟曲霉特异IgE 检测，最终本例患者只是被临床诊断为 ABPA，所幸治疗效果良好。

（作者：顾吉娜、高巧灵、曾呈军、杨小燕；审核：蔡挺）

参考文献

1. SCHÖNAU V，VOGEL K，ENGLBRECHT M，et al. The value of 18F-FDG-PET/CT in identifying the cause of fever of unknown origin（FUO）and inflammation of unknown origin（IUO）：data from a prospective study. Ann Rheum Dis，2018，77（1）：70-77.

2. 路明，姚婉贞. 变应性支气管肺曲霉病的诊治进展. 中华结核和呼吸杂志，2015，38（10）：770-773.

3. AGARWAL R，CHAKRABARTI A，SHAH A，et al. Allergic bronchopulmonary aspergillosis：review of literature and proposal of new diagnostic and classification criteria. Clin Exp Allergy，2013，43（8）：850-873.

4. 中华医学会呼吸病学分会哮喘学组，变应性支气管肺曲霉病诊治专家共识. 中华医学杂志，2017，97（34）：2650-2656.

病例 11
以"肺部多发空洞"为表现的诺卡菌感染一例

病情介绍

患者，女性，59岁，因"反复发热伴皮疹5个月，再发2周"于2019年1月24日入院。

现病史：5个月前患者因"发热伴皮疹"入住我科，当时被诊断为"成人Still病"，予"甲泼尼龙琥珀酸钠、他克莫司、羟氯喹"治疗后好转，出院后继续服用，激素逐渐减量，2周前患者受凉后出现低热，咳嗽、咳黄白痰，伴颜面部皮疹，伴口腔溃疡、白斑，偶有黑便，1天前去当地医院就诊，查血常规示 WBC 17×10^9/L，N% 91.1%，Hb 115 g/L，PLT 282×10^9/L；CRP 138.93 mg/L；铁蛋白 410.89 ng/mL；CEA 5.83 μg/L，遂再次住院治疗。

既往史：既往有"成人Still病"5个月，目前服用"甲泼尼龙琥珀酸钠片 12 mg、bid""他克莫司片 1 mg、qm，2 mg、qn""羟氯喹片 200 mg、po、bid"。有高血压病数年，发现"胃溃疡"3 个月。

查体： 体温 37.4 ℃，心率 131 次/分，呼吸 18 次/分，血压 110/81 mmHg。神志清，精神可，满月脸，颜面部可见红色皮疹，右侧颌下可见红色肿块，口腔溃疡，心、肺、腹查体无殊。神经系统查体无殊。

入院诊断： ①肺部感染（？）；②成人 Still 病；③高血压病；④胃溃疡。

诊治经过

诊治思路 1： 患者 5 月余前在我科住院，当时临床表现为休克、多脏器功能受损、铁蛋白异常增高，最高达 40 000 ng/mL，PET-CT、头颅 MRI、胃肠镜、多次骨髓穿刺活检等未发现肿瘤、感染灶，经上级医院诊断为成人 Still 病，丙种球蛋白＋激素＋免疫抑制剂治疗后好转，近期再次发热，需考虑：①成人 Still 病控制不佳：患者激素逐渐减量中，目前应用"甲泼尼龙琥珀酸钠片 12 mg，po，bid"，当时本例患者为难治性成人 Still 病，需考虑此情况，但目前铁蛋白稳定，不支持此设想，应首先考虑感染，必要时激素加量。②恶性肿瘤：患者上次住院时 CEA 升高，最高达 40 μg/L，虽 2 次 PET-CT、多次骨髓穿刺活检、胃肠镜未发现肿瘤，但仍不排除恶性肿瘤等可能。出院后患者密切随访，CEA 一直在下降，目前 5.83 μg/L，不支持此情况，必要时复查影像学表现和骨髓穿刺活检。③感染：患者长期服用激素、免疫抑制剂，近期低热，炎症指标较前增高，但铁蛋白、CEA 稳定，新发咳嗽、咳痰等症状，感染可能性大，特别是不典型病原体感染，需评估感染部位，根据感染部位、影像学表现、临床表现评估病原体。

入院后辅助检查： 2019 年 1 月 24 日血常规示 WBC 18.7×10^9/L，N% 95.6%，Hb 107 g/L，PLT 158×10^9/L；CRP 221.62 mg/L；PCT 0.21 ng/mL；ESR 97 mm/h。2019 年 1 月 25 日胸部 CT 对比 2018 年 8 月 19 日：新见右肺多发病变，血管炎样改变（？），其他（？），两肺数个小结节、类结节；纵隔淋巴结轻度肿大，略缩小（图 11-1）。

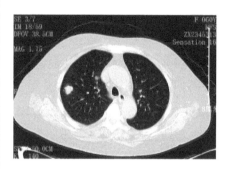
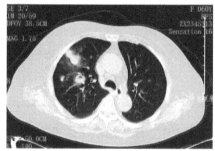
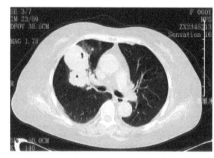
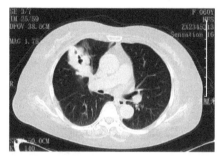

图 11-1　右肺可见多发类圆形病灶，沿支气管血管束方向，边缘模糊见斑片影，病灶内可见多发空洞

诊治思路 2： 肺部病变考虑如下。①非感染：血管炎（？）。患者既往 2 次 PET-CT 无血管炎依据，多次 ANCA 检测阴性，目前激素 + 免疫抑制剂治疗中，肺部新出现病变，影像学表现虽沿支气管血管束走行、有空洞，但集中于右侧肺部，不支持

此情况。②感染：患者长期激素＋免疫抑制剂治疗，肺部新发空洞影像，有发热、咳嗽、咳痰，需考虑此情况。病原体分析：A.细菌：如金黄色葡萄球菌、肺炎克雷伯菌，患者全身毒血症状不明显，咳嗽、咳痰不重，无气促，一般情况可，不支持此情况，待血培养、痰培养结果。B.曲霉菌、隐球菌：患者为免疫抑制剂使用患者，起病较缓，病灶内多发空洞，边缘模糊可见斑片影，需考虑此情况，查GM、血乳胶凝集试验、痰培养、血培养，必要时完善气管镜肺泡灌洗液检查。C.结核菌、诺卡菌：患者肺内病变周围未见明显卫星灶，病变非典型结核好发部位，不支持结核，诺卡菌不排除，进一步完善检查，如痰X-pert，痰抗酸、革兰氏染色、弱抗酸染色（图11-2），必要时完善气管镜肺泡灌洗液检查。

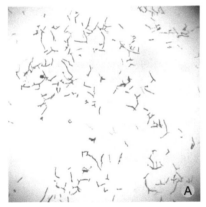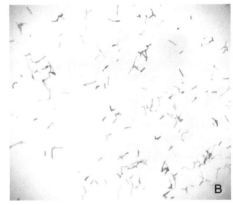

A.革兰氏染色；B.弱抗酸染色。

图11-2 镜下表现为革兰氏染色阳性、弱抗酸染色阳性

诊治经过1：患者入院后予抗感染治疗，炎症指标较前下降，发热好转。血培养阳性，质谱仪分析为鼻疽诺卡菌。

相关知识点：诺卡菌属属于原核生物界厚壁细菌门放线菌纲放线菌目诺卡菌科，由于其菌丝状外观曾经一度被认为是真菌，但对其细胞壁的分子学分析证实，其应当属于细菌。诺卡菌为革兰氏阳性需氧菌，形态为纤细丝状菌丝，可断裂成节段，含有分枝菌酸，弱抗酸染色阳性（延长脱色时间转为阴性），普遍存在于泥土、水、空气、草丛和腐烂的植物中。诺卡菌在培养基37 ℃、含二氧化碳有氧条件下2～6日生成肉眼可见的菌落，一般要求培养4～6周，菌落颜色有白色、黄色、橙色或棕色，菌落干燥，表面有皱褶。诺卡菌病为机会性感染，通常发生于细胞免疫抑制（如器官移植、恶性肿瘤、艾滋病、使用激素或免疫抑制剂、结构性肺病等）患者，其中糖皮质激素为其发病的最大诱因。诺卡菌病分为肺诺卡菌病、皮肤诺卡菌病、播散性诺卡菌病（中枢神经系统容易被累及，以脑脓肿多见，脑膜炎罕见），其中播散性诺卡菌病、中枢神经系统受累、肺空洞样表现或免疫抑制患者为严重诺卡菌病。肺诺卡菌病在胸部 CT 上可表现为结节、实变、空洞、胸腔积液等改变（图 11-3）。严重诺卡菌病推荐磺胺甲噁唑（TMP-SMX）联合阿米卡星、亚胺培南西司他丁钠、利奈唑胺针中的 1～2 种进行联合治疗，静脉用药 2～6 周后改口服，免疫受损或中枢神经系统受累的患者至少治疗 1 年，TMP-SMX 推荐剂量为 10～15 mg/（kg·d）。诺卡菌种的耐药情况不一，国内外报道鼻疽诺卡菌对于复方磺胺甲噁唑的耐药率为 50% 左右，我们联系细菌室行药敏试验（图 11-4），可见抑菌圈大，此株鼻疽诺卡菌对磺胺甲噁唑敏感。

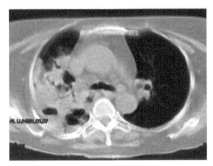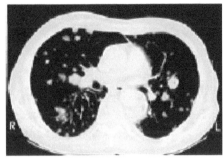

图 11-3　肺诺卡菌病的影像学表现

[资料来源：MEHRIAN P，ESFANDIARI E，KARIMI M A，et al.Computed tomography features of pulmonary nocardiosis in immunocompromised and immunocompetent patients.Pol J Radiol，2015，80：13-17.]

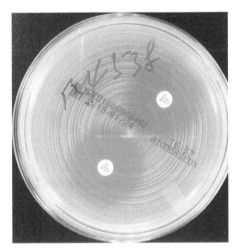

图 11-4　微生物室行纸片扩散法药敏试验

诊治经过 2：患者诺卡菌病诊断明确，为严重诺卡菌病，给予"SMZ 3 片，po，tid"+"利奈唑胺针 0.6 g，ivgtt，q12 h"治疗，期间因 SMZ 胃肠道反应剧烈，减少剂量，加用"阿米卡星针 0.4 g，ivgtt，qd"1 周，共静脉用药 3 周后改为单药 SMZ 口服序贯，疗程大于 1 年；并评估头颅 MRI，未发现颅内脓肿，治疗后肺部影像吸收好转（图 11-5）。

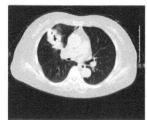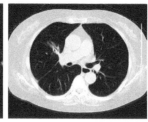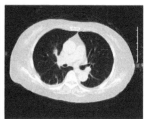

图 11-5　治疗后肺部病变吸收好转

总结和思考

患者因难以控制的成人 Still 病服用了大剂量的激素、免疫抑制剂，出现了机会性感染——诺卡菌病。诺卡菌病的重要发病诱因是使用糖皮质激素，泼尼松平均剂量 > 10 mg/d 或累积计量 > 700 mg 的患者感染发生率显著增加。在治疗中既要控制原发病，又要避免感染，临床中需要平衡。其实本例患者的诊治远没有我们能够呈现得这么简单，其间患者合并念珠菌、带状疱疹病毒感染，发生严重低钠血症，以及激素和免疫抑制剂如何减量，这些问题都需要解决。我们要重视这类感染问题，免疫抑制患者可发生多种机会性感染，如颅内弓形虫、隐球菌感染，眼巨细胞病毒感染等，且同一患者可同时合并多种感染，你方唱罢我登场，临床诊治困难。当然也有不足之处，本例患者拒绝气管镜和颌下肿块穿刺活检，我们没有拿到肺泡灌洗液培养和穿刺病理等依据，所幸患者治疗后颌下肿块缩小，预后良好。

（作者：顾吉娜、邱立艳、潘巨尚、金鹏锋、钱勤斌；审核：蔡挺）

笔记

参考文献

1. YANG M，XU M，WEI W，et al. Clinical findings of 40 patients with nocardiosis：a retrospective analysis in a tertiary hospital. Exp Ther Med，2014，8（1）：25-30.

2. MEHRIAN P，ESFANDIARI E，KARIMI M A，et al. Computed tomography features of pulmonary nocardiosis in immunocompromised and immunocompetent patients. Pol J Radiol，2015，80：13-17.

3. Brain abscess. Best Practice Last updated：2017.

4. WILSON J W. Nocardiosis：updates and clinical overview. Mayo Clin Proc，2012，84（4）：403-407.

5. 黄磊，李湘燕，孙立颖，等 . 23 株诺卡菌的耐药特点分析 . 中国临床药理学杂志，2018，34（13）：15201524.

6. CHATHAM W W，KIMBERLY R P. Treatment of lupus with corticosteroids. Lupus，2001，10（3）：140-147.

病例 12
以"发热、腹痛"为主要表现的阿米巴肝脓肿一例

病情介绍

患者，女性，57岁，因"发热1周"于2019年7月27日入院。

现病史：1周前无明显诱因出现发热，最高体温38.5 ℃，伴畏寒寒战，4天前出现中上腹持续性刺痛，放射至背部，伴恶心呕吐；外院住院治疗，先后以"头孢唑肟钠针2 g，ivgtt，bid" + "左氧氟沙星针0.5 g，ivgtt，qd" + "亚胺培南西司他丁钠针1 g，ivgtt，q8 h"抗感染，病情无好转。

既往史：慢性乙型病毒性肝炎20余年，神经根型颈椎病30余年。

查体：体温38.3 ℃，心率74次/分，呼吸20次/分，血压85/50 mmHg。神志清，精神尚可，肝区叩击痛阳性，余查体未见明显异常。

辅助检查：2019 年 7 月 24 日血常规示 WBC 12.4×10^9/L，N% 80.2%，Hb 105 g/L，PLT 258×10^9/L；CRP 70.3 mg/L；ESR 90 mm/h；PCT 0.43 μg/L；胸部 CT：两肺少许炎症，肝右叶团片状低密度灶。7 月 25 日 MRCP 平扫：肝Ⅵ段占位；全腹部平扫＋增强：多发肝脓肿，肝脏小囊肿，盆腔积液。

入院诊断：肝脓肿。

诊治经过

诊治思路 1：化脓性肝脓肿是一种由多种微生物引起的感染，常分离到的细菌有大肠埃希菌、肺炎克雷伯菌、米勒链球菌（包括群集链球菌、咽峡炎链球菌、中间链球菌 3 个亚种）及其他链球菌、肠球菌、厌氧菌（脆弱拟杆菌、坏死梭杆菌）；不常分离到的细菌为葡萄球菌属和铜绿假单胞菌属细菌。笔者对于本院 2013 年 1 月—2017 年 12 月 193 例肝脓肿患者进行病原学调查，160 例行血或脓肿引流液病原学培养，培养结果阳性者共 76 例，混合感染 6 例。其中肺炎克雷伯菌阳性率最高（55 例），大肠埃希菌阳性率（10 例）次之（图 12-1）。在我院，无论是肺炎克雷伯菌还是大肠埃希菌，对哌拉西林钠他唑巴坦钠均有较好的敏感性，故予本例患者经验性"哌拉西林钠他唑巴坦钠针 4.5 g，ivgtt，q8 h"治疗。

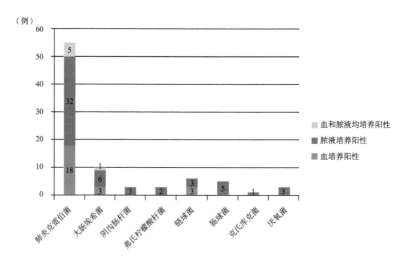

（例）

图 12-1　化脓性肝脓肿微生物培养结果

入院后辅助检查：2019 年 7 月 27 日血常规示 WBC 16.5×10^9/L，N% 85.7%，Hb 101 g/L，PLT 324×10^9/L；生化：ALT 105 IU/L，AST 51 IU/L，CRP 222 mg/L；PCT 0.5 ng/mL；ESR 30 mm/h；血培养阴性；胸 + 全腹 CT 提示双侧胸腔积液、肝占位（图 12-2）。

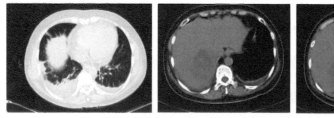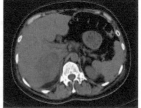

图 12-2　胸 + 全腹 CT 示双侧胸腔积液，肝Ⅵ、Ⅶ段占位

诊治经过 1：患者肝脓肿诊断明确，入院后第 3 天行 B 超引导下脓肿穿刺引流，B 超下见 92 mm × 84 mm 混合回声，边界欠清，形态欠规则，抽出脓血性液体 20 mL，置管顺利，穿刺液常规示细胞总数 270 926 个 /μL，多核细胞 86%；穿刺液生化示总蛋白 46.5 g/L，ADA 531 U/L，LDH 1294 IU/L，CRP

30.82 mg/L；穿刺液涂片、培养阴性。患者经"哌拉西林钠他唑巴坦钠针 4.5 g，ivgtt，q8 h"抗感染＋肝脓肿置管引流后，仍每天高热，腹痛明显，治疗效果不佳（图 12-3）。

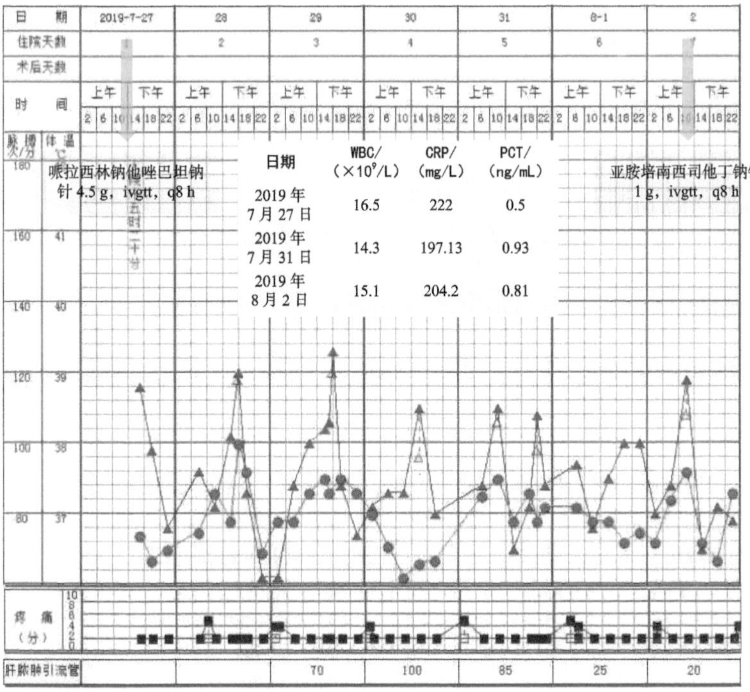

日期	WBC/ （×10⁹/L）	CRP/ （mg/L）	PCT/ （ng/mL）
2019 年 7 月 27 日	16.5	222	0.5
2019 年 7 月 31 日	14.3	197.13	0.93
2019 年 8 月 2 日	15.1	204.2	0.81

图 12-3　患者入院后用药、体温、疼痛评分、肝脓肿引流量和炎症指标情况

诊治思路 2：2019 年 8 月 2 日换用"亚胺培南西司他丁钠针 1 g，ivgtt，q8 h"抗感染后，患者高热仍存，治疗效果不佳原因分析：①引流不充分——复查腹部 B 超，引流管在位，引流通畅；②其他感染迁徙灶——复查示胸腔积液、腹水少量；③病原体未覆盖——住院后查 4 套血培养、2 次引流液培养阴性，不排除耐药屎肠球菌等感染可能，8 月 4 日予加用"替考拉宁针 400 mg，ivgtt，q12 h"抗感染；④合并肝脏肿瘤——目前引流液 TCT 检查未见肿瘤细胞。

诊治经过 2：患者目前亚胺培南西司他丁钠针＋替考拉宁

针抗感染，仍高热不退，腹痛明显，复查血常规、CRP 较前无明显下降。

经外科和介入科会诊，考虑肝内积气在引流管上方（图 12-4），在目前肝脓肿置管上方再置入 1 根引流管，肝内 2 根引流管引流通畅，并同时予胸腔置管，胸腔积液引流，胸腔积液常规示细胞总数 550 个 /μL，多核细胞 74%；胸腔积液生化提示渗出液。患者体温高峰、腹痛情况无好转。2019 年 8 月 7 日复查血常规，示白细胞 12.6×10^9/L，CRP 152.72 mg/L，PCT 0.58 ng/mL。患者精神极差，频发肝区疼痛，予转上级医院，转院当天，送检的肝引流液 mNGS 回报，在补充报告中，我们发现痢疾阿米巴，序列数 1 条（表 12-1）。

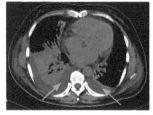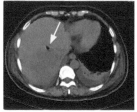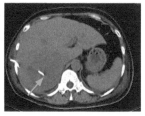

图 12-4　2019 年 8 月 4 日复查全腹 CT 示两侧胸腔积液（蓝箭头），肝内积气（黄箭头），引流管在位（绿箭头）

表 12-1　肝脓肿引流液 mNGS 测序的补充报告

微生物	中文名	序列数	检出类型	备注
Entamoeba histolytica	痢疾阿米巴	1	寄生虫	可能病原体

相关知识点： 阿米巴肝脓肿是阿米巴肠道感染常见的重要并发症，病原体是溶组织内阿米巴原虫，半数患者有阿米巴肠道感染病史，也可以未曾有过，而单独出现脓肿。其发病机制为肠壁组织内滋养体经门脉系统或淋巴系统或直接侵犯至肝

脏，少数繁殖，释放溶组织酶，导致肝内小静脉栓塞，循环下降，肝内小静脉血管和周围炎，局部液化性坏死形成小脓肿，最终融合成大脓肿。临床表现为发热、右上腹疼痛、钝痛或胸膜炎性痛，并可向肩部放射，常有肝脏触痛和右侧胸腔积液，黄疸少见。甲硝唑是治疗阿米巴肝脓肿的首选药物，在发展中国家，长效的硝基咪唑类药物（替硝唑和奥硝唑）作为单剂治疗是有效的。90% 以上的患者对甲硝唑治疗反应显著，在治疗 72 小时内疼痛和发热均减轻。肝脓肿的穿刺指征为：①需要排除化脓性脓肿的可能，尤其是多发病灶患者；②治疗 3～5 日无临床反应；③脓肿有破裂的风险；④避免左叶脓肿破裂进入心包。

诊治经过 3：本例患者可能是阿米巴肝脓肿吗？患者腹痛明显，有肩背部放射痛，入院后多次常规病原体检测阴性，抗感染效果欠佳，虽 mNGS 发现痢疾阿米巴序列数仅 1 条，但结合临床，仍认为其有意义，与上级医院沟通后，予"甲硝唑 600 mg，po，tid"治疗，患者病情明显好转（图 12-5）。2019 年 8 月 26 日转回我院，复查 CT 示肝脓肿明显缩小（图 12-6），胸腔积液吸收。

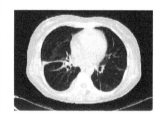

日期	CRP/（mg/L）	PCT/（ng/mL）
2019 年 8 月 9 日	106.32	0.35
2019 年 8 月 10 日	100.55	–
2019 年 8 月 11 日（1）	88.3	–
2019 年 8 月 11 日（2）	40.01	–
2019 年 8 月 12 日	31.42	0.34

图 12-5　上级医院予加药后，体温、炎症指标快速下降

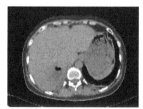

图 12-6　复查胸＋全腹 CT，肝脓肿病灶缩小

上级医院和我院多次粪便、引流液查找阿米巴滋养体和原虫，结果为阴性，但当时送检时引流液已经很少。医院实验室未开展阿米巴免疫学检查和阿米巴培养，故无法进行。纵观患者整个病程和治疗效果，临床仍考虑阿米巴肝脓肿。

总结和思考

肝脓肿是临床的常见病，当临床治疗效果不佳时，除引流不畅、抗菌药物方案不佳、合并肿瘤等常见原因外，需考虑少见病原体感染的可能，二代测序对于罕见病原体的检测能提供一定帮助。

（作者：顾吉娜、曾呈军、潘丹美；审核：蔡挺）

参考文献

1. JOHANNSEN E C，SIFRI C D，MADOFF L C. Pyogenic liver abscesses. Infect Dis Clin North Am，2000，14：547-563.

2. RAHIMIAN J，WILSON T，ORAM V，et al. Pyogenic liver abscess：recent trends in etiology and mortality. Clin Infect Dis，2004，39（11）：1654-1659.

3. 卡斯珀·福西 . 哈里森感染病学 . 3 版 . 胡必杰，潘珏，高晓东，译 . 上海：上海科学技术出版社，2019.

病例 13
以"发热、皮疹、咽痛、淋巴结肿大"为表现的淋巴瘤一例

病情介绍

患者，女性，50 岁，因"发热 7 天"于 2018 年 7 月 20 日入住我科。

现病史： 患者 7 天前无诱因出现发热，体温最高 39 ℃，无明显热型，无畏寒寒战，伴少许咳嗽，全身出现散在风团样皮疹，感瘙痒，无其他不适，于当地医院就诊，查血示 CRP 增高、尿白细胞（+），予"马来酸氯苯那敏针、氯雷他定片"抗过敏，"头孢类药物（具体不详）"抗感染治疗 3 天，皮疹消退，体温波动在 37～38 ℃。昨日自觉咽痛、颈部胀痛，完善血常规、胸部 CT、颈部超声等检查，为进一步诊治，门诊拟"感染性发热"于 2018 年 7 月 20 日收入我科。

既往史： 有高血压病史 4 年，最高血压 180/110 mmHg，规

律服用"厄贝沙坦氢氯噻嗪片 150 mg/12.5 mg，早上 1 次"降压治疗，自述血压控制可。2004 年曾于外院行声带息肉切除术，2015 年曾于外院行咽喉囊肿切除术，过程顺利，术后恢复可。

查体： 脉搏 77 次 / 分，呼吸 18 次 / 分，血压 133/91 mmHg，体温 37.5 ℃。神志清，浅表淋巴结多发肿大，颈部明显，大者约枣子大小，质韧，边界清，无明显压痛，活动度一般，无融合，咽部充血，扁桃体 2 度肿大，双肺呼吸音清，未闻及明显干湿性啰音。心率 77 次 / 分，心律齐，未闻及明显病理性杂音。腹平软，无压痛，无反跳痛，无肌卫，未扪及包块，肝、脾肋下未及，移动性浊音阴性，肠鸣音 3 ～ 4 次 / 分。双下肢无水肿。肾区叩痛阴性，神经系统检查无殊。

辅助检查：

2018 年 7 月 13 日外院血常规示 WBC 4.84×10^9/L，N% 78.8% ↑，Hb 124 g/L，PLT 205×10^9/L。尿常规示细菌总数 1389.6 个 /μL，镜检白细胞 3 ～ 5 个 /HP。hs-CRP 14.8 mg/L ↑。急诊肾功能示肌酐 83.5 μmol/L。

2018 年 7 月 19 日本院血常规示 WBC 5.1×10^9/L，N% 62.7%，Hb 119g/L，PLT 191×10^9/L。尿常规：细菌计数 2 个 /μL，尿蛋白（＋），白细胞（＋），镜检白细胞 3 ～ 5 个 /HP。hs-CRP 31.19 mg/L ↑。急诊肾功能示肌酐 70.7 μmol/L。甲状腺颈部超声示左侧颈部淋巴结肿大，右侧颈部探及淋巴结。胸部 CT 平扫示两肺未见活动性病变。附见：两侧腋窝多发淋巴结肿大（图 13-1）。

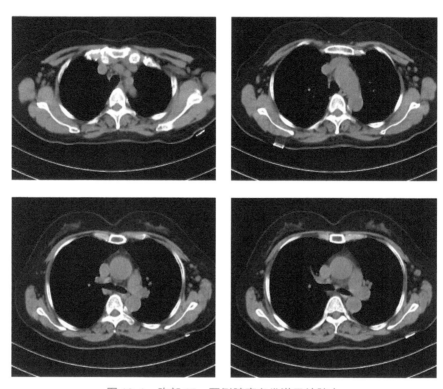

图 13-1　胸部 CT：两侧腋窝多发淋巴结肿大

入院诊断： 发热：淋巴瘤（？），成人 Still 病（？），传染性单核细胞增多症（？）。

诊治经过

诊治思路 1：

（1）感染性因素。①病毒感染。很多病毒感染会引起发热、皮疹、淋巴结大，如水痘－带状疱疹病毒、风疹病毒、麻疹病毒等，但此类疾病患者出疹顺序、皮疹特点不同，可予以鉴别。部分病毒感染除引起发热、皮疹、淋巴结大外，还可同时伴有咽痛，如 EB 病毒感染引起的传染性单核细胞增多症，可伴有弥漫性伪膜性扁桃体炎，腭部有瘀点，同时伴有血液异型淋巴细胞增多，本例患者不排除该情况，需完善异常淋巴细胞分类和 EB 病毒检测。②细菌感染。常见的有由乙型溶血性链球菌导致的猩红热和 A 组乙型溶血性链球菌引起的丹毒，前者是急性传染病，主要发生于儿童，主要表现为突然高热、咽痛、扁桃体红肿、全身呈弥漫性的猩红色皮疹；后者主要表现为发热、单侧小腿或面部皮肤红肿热痛。足癣、鼻黏膜破损处细菌入侵是引起小腿和颜面丹毒的原因。患者皮疹一过性，入院时已消退，此原因可能性小。

（2）非感染性因素。①结缔组织病：表现为发热、皮疹、淋巴结大，常见的有：A. 系统性红斑狼疮：多见于 15～40 岁女性，临床症状多种多样，主要表现为发热、皮疹（典型表现为面部蝶形红斑、盘状红斑等，有光敏性）、淋巴结肿大和（或）多脏器损害（如肾脏、心血管、呼吸、消化、中枢神经、血液系统损害）。患者抗核抗体、抗 ds-DNA 抗体、抗 ENA 抗体通常阳性（Sm、RNP、Ro、La 抗体等）。B. 成人 Still 病：是以长期间歇性发热、一过性多形性皮疹（热退疹退，热出疹出）、关节炎或关节痛、咽痛为主要临床表现，并伴有周围血白细胞总数、粒细胞总数增高和肝功能受损等系统受累的临床综合征。C. 皮肌炎：临床表现主要为以红斑、水肿为主的皮炎和以肌痛、肌无力为主的肌炎，常伴有不规则发热、关节肿胀、疼痛。实验室检查血清肌酶增高，肌电图示肌源性损害。成人皮肌炎在 40～60 岁时高发，常并发恶性肿瘤。D. 血管炎：常见的有结节性红斑和变应性血管炎。②恶性肿瘤：全身淋巴结多发无痛性肿大是其常见表现，1/3 患者有发热、盗汗、体重下降等全身症状。部分淋巴瘤累及皮肤，皮肤损害可分为特异性和非特异性两类，特异性皮损为结节、斑块、溃疡，常见于晚期患者；非特异性皮损较多见，有红斑、苔藓样变、麻疹样损害、结节性红斑、荨麻疹样损害、鱼鳞病样损害等。淋巴结或皮损组织病理检查有助于明确诊断。③其他：如药物性皮炎（又称药疹）、急性荨麻疹、重症多形红斑等。

诊治经过 1：入院后予以"左氧氟沙星针 0.5 g，ivgtt，qd""头孢曲松 2 g，ivgtt，qd"抗感染治疗，并立即完善相关辅助检查。急诊血常规示 WBC 5.2×10^9/L，Hb 116 g/L，PLT 178×10^9/L。急诊生化全套：白蛋白 37.5 g/L，AST 46 IU/L，LDH 285 IU/L，hs-CRP 22.57 mg/L。快速 ESR 42 mm/h。尿常规系列（住院）：红细胞 20 个 /μL，鳞状上皮细胞 105 个 /μL，细菌总数 16 个 /μL，白细胞（++），上皮细胞 ++/HP。凝血全套 +D- 二聚体：D- 二聚体 577.9 ng/mL。细胞免疫功能全套（流式）：CD3+CD4+ 23.9%，CD3+CD8+ 47.3%，CD3+CD4+/CD3+CD8+ 0.51，CD19 4.4%。体液免疫功能系列：补体 C_{1q} 251.04 mg/L，免疫球蛋白 M 3.77 g/L。EB 病毒抗体 2 项：EB 病毒抗体 IgG 阳性。TORCH 感染全套检测：风疹病毒抗体 IgG 23.48 IU/mL，巨细胞病毒抗体 IgG 626.67 AU/mL，单纯疱疹病毒Ⅰ型抗体 IgG 235.95 AU/mL，单纯疱疹病毒Ⅱ型抗体 IgG 152.57 AU/mL。过敏原检测系列：总 IgE 398 IU/mL。急诊肌钙蛋白Ⅰ测定、血培养和药敏（需氧）、女肿瘤全套、甲状腺功能系列、EB 病毒 DNA 测定、巨细胞病毒 DNA 测定、自身抗体检测、抗中性粒细胞抗体、抗基底膜抗体、结核分枝杆菌 *rpoB* 基因和突变检测、涂片找抗酸杆菌、住院一般细菌培养鉴定药敏、PCT 定量检测未见明显异常。常规心电图检查示窦性心律。双侧腋下可见淋巴结，双侧腹股沟可见淋巴结（图 13-2）。常规经胸心脏彩色多普勒超声检查：静息状态下左室舒张功能减退。

腹部CT平扫＋增强：①后腹膜区和肠系膜根部、两侧腹股沟区多发淋巴结肿大，淋巴瘤（？）；②升结肠周围渗出；③肝Ⅵ段小囊肿考虑；④胆囊小结石（图13-3）。双侧甲状腺结节、双侧颈部淋巴结肿大（图13-4）。双侧锁骨上可见淋巴结（图13-5）。

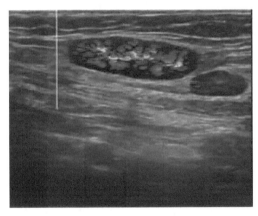

双侧腹股沟可见数个低回声区，右侧大者约 11 mm×12 mm，左侧大者约
20 mm×8 mm，形态不规则，边界清，内淋巴结构清。

图 13-2　腹股沟淋巴结超声

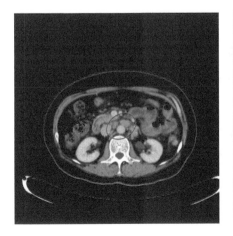
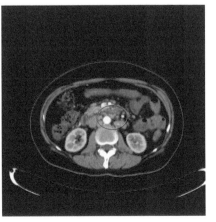

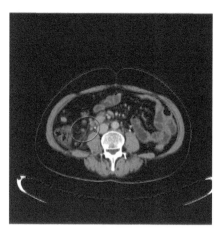
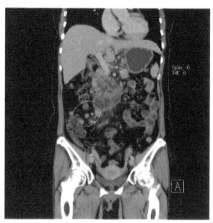

图 13-3　腹部 CT 平扫 + 增强

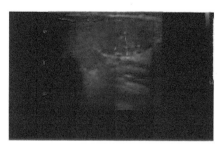
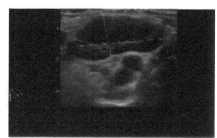

图 13-4　甲状腺颈部超声示双侧甲状腺结节，双侧颈部淋巴结肿大

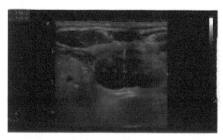
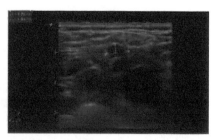

双侧锁骨上可见数个低回声区，形态规则，边界清，内淋巴结构清，左侧大者约 25 mm×12 mm，右侧大者约 7 mm×4 mm。

图 13-5　锁骨上淋巴结超声

诊治思路 2：患者以"发热"急性起病，伴皮疹、咽痛、淋巴结大，入院后完善检查示 CRP、ESR 略高，LDH 进行性升高，全身浅表淋巴结、腹腔多发淋巴结肿大，考虑病毒或细菌感染可能性小（多为引流部位或浅表淋巴结肿大，且淋巴结随着治疗或疾病进程进行性缩小）、结缔组织病可能性小（自身抗体或ANCA多阳性，并伴随其他症状，部分需排除恶性疾病），高度怀疑淋巴瘤可能。建议患者完善淋巴结穿刺活检、PET-CT，必要时完善骨髓活检明确诊断、评估病情。2018年7月23日完善淋巴结穿刺活检。

诊治经过2：患者体温热峰较前升高、咽痛加重，2018年7月26日凌晨突发气急、呼吸困难，查体示咽部充血水肿明显，扁桃体2度肿大，心肺听诊无殊，考虑急性咽炎，予以"甲泼尼龙琥珀酸钠"抗感染、减轻水肿，治疗后好转。急诊完善口咽部MRI平扫＋增强：口咽部腭扁桃体显著增大伴双侧咽旁间隙、颈部、锁骨上区多发肿大淋巴结（部分囊变融合），淋巴瘤可能性大，建议病理穿刺活检。附见：鼻咽顶后壁增厚，请结合专科检查。左侧上颌窦囊肿考虑（图13-6）。

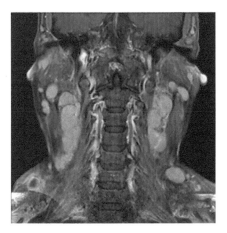
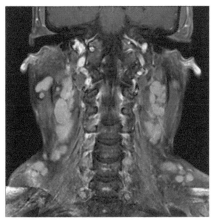

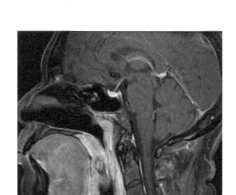

图 13-6　口咽部 MRI 平扫 + 增强

2018 年 7 月 27 日淋巴结活检：考虑淋巴瘤可能（2018 年
8 月 3 日最终报告提示 T 细胞淋巴瘤，血管免疫母细胞性 T 细
胞淋巴瘤首先考虑）（图 13-7），调整治疗方案为"莫西沙星，
0.4 g，qd"，并予以"地塞米松 10 mg"减轻肿瘤负荷治疗。
7 月 28 日完善骨髓活检（图 13-8），CD2（＋）、CD3（＋）、CD4（＋）、
CD5（＋）、CD7（＋）、CD8（＋）、CD56（－）、CD57（＋）、TIA-1（＋）、
Granzyme B（＋）、PD-1（－）、CXCL-13（－）、Bcl-6（－）、CD10（－）；
少量 B 细胞 CD20（－）；髓系 MPO（＋）、CD34（－）、TdL（－）。
8 月 1 日至血液科进一步治疗（图 13-8、表 13-1），完善 PET-
CT：①淋巴瘤累及全身广泛淋巴结、鼻咽部和双侧扁桃体，脾
脏、骨髓浸润；累及阑尾、回盲瓣不能除外；PET-CT 分期：
Ann Arbor Ⅳ期。②双侧上颌窦炎症。③双肺散在炎症；右侧胸
腔少量积液。④肝 S6 段囊肿；胆囊小结石，胆囊壁水肿；盆腔
少量积液。⑤脊柱多椎体骨质增生（图 13-9）。

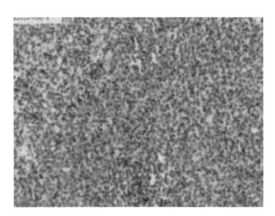

淋巴结构部分破坏，T细胞增生，Ki-67 80%，考虑T细胞淋巴瘤（血管免疫母细胞性T细胞淋巴瘤），建议切除整个淋巴结进一步诊断（HE×10）。

图13-7　淋巴结病理

图13-8　患者体温和治疗用药

121

表 13-1　患者诊治过程中血指标变化

时间	WBC/ （×10⁹/L）	N/%	L/%	M/%	ALT/ （U/L）	AST/ （IU/L）	LDH/ （IU/L）	CRP/ （mg/L）
2018 年 7 月 20 日	5.2	65.7	24.2	6.2	26	46	285	22.57
2018 年 7 月 23 日	7	74.4	15.8	6.6	28	20	339	31.18
2018 年 7 月 27 日	10.1	84.6	3	10.9	22	21	621	69.37
2018 年 7 月 30 日	6.3	67	22.3	5.5	34	41	633	34.57

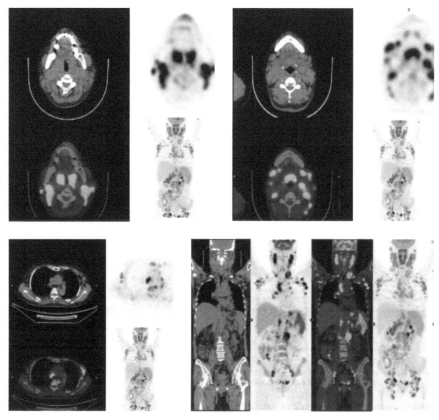

图 13-9　PET-CT

相关知识点：

淋巴瘤是起源于淋巴造血系统的恶性肿瘤，以无痛性淋巴结肿大、肝脾大为主要临床表现，全身各组织器官均可受累，常有发热、盗汗、消瘦、瘙痒等全身症状，分为非霍奇金淋巴瘤（NHL）和霍奇金淋巴瘤（HL）两类，而 NHL 根据不同的淋巴细胞起源，可以分为 B 细胞淋巴瘤、T 细胞淋巴瘤和 NK 细胞淋巴瘤。

T 细胞淋巴瘤占 NHL 的 10% ～ 15%，外周 T 细胞淋巴瘤（PTCL）占 NHL 的 10% 左右，但在亚洲人群中占比较高，我国相关报道显示 PTCL 占 NHL 的 25% ～ 30%，明显高于欧美国家的 10% ～ 15%。根据 2008 年 WHO 造血与淋巴组织肿瘤的分类标准，PTCL 共包含 22 个亚型，其中血管免疫母细胞性 T 细胞淋巴瘤（AITL）是 PTCL 中常见的一种类型，占 NHL 的 1% ～ 2%。在国外，AITL（19%）是 PTCL 中仅次于 PTCL-非特指型（PTCL-NOS，26%）的第 2 位常见肿瘤；在我国，AITL 发病率低于国外，约为 12%，是 PTCL 中第 4 位常见肿瘤。

AITL 病因和发病机制不明，目前考虑可能与药物作为抗原的触发作用有关，也可能与 EB 病毒、人类疱疹病毒感染 B 细胞，进而激活滤泡辅助性 T 细胞（TFH），并最终导致滤泡辅助性 T 细胞的恶性克隆有关。

AITL 是 TFH 表型的经典形式，通常表现为广泛性淋巴结病，并且经常与相关性高球蛋白血症、肝大或脾大、嗜酸性粒细胞增多、皮疹和发烧等相关。AITL 主要在老年人群中发病，发病中位年龄为 60 岁，男性发病率略高于女性（1.9 : 1），临床上呈侵袭性，确诊时通常已处于临床晚期，约 1/3 的患者可出现症状，常伴有肝脾大，约2/3患者有骨髓侵犯，约1/5的患者可累及2个以上的结外部位，皮肤是最常被累及的结外部位，约1/2患者有皮肤病变，主要表现为红疹、丘疹、斑块、结节性病变和荨麻疹等。

AITL诊断的金标准为淋巴结活检，因为约2/3患者有骨髓侵犯，约90%以上的T细胞淋巴瘤患者PET-CT呈现阳性，所以骨髓活检和PET-CT可以在一定程度上帮助诊断和评估病情，并进行分期。此外，部分AITL患者还伴有特殊的实验室指标异常，如溶血性贫血（Coombs试验阳性）、高丙种球蛋白血症（主要表现为多克隆免疫球蛋白血症，偶尔合并单克隆血清免疫球蛋白增多）和嗜酸性粒细胞增多。血液学表现为血小板和淋巴细胞减少、LDH升高、ESR加快和一系列自身免疫标志物（RF、抗核抗体、循环免疫复合物、抗平滑肌抗体）阳性。

80%的AITL患者诊断时即为Ⅲ～Ⅳ期，疾病进展速度快，预后较差。部分研究表明，AITL患者亚组的5年总生存率（OS）和无事件生存率（EFS）分别为36%和13%。

总结和思考

本例患者以"发热"急性起病，病程中出现一过性皮疹、进行性加重的咽部肿痛和广泛的淋巴结肿大，炎症指标轻度增高，LDH进行性增高，自身抗体无殊，需高度考虑病毒感染或淋巴瘤可能。经反复沟通，患者于入院3日后完善淋巴结活检，入院第6日出现呼吸困难，及时进行激素治疗，减轻了肿瘤负荷，为后续治疗争取了宝贵的时间。临床中部分侵袭性强的淋巴瘤进展较快，需及时完善淋巴结活检或病变部位活检明确诊断，以免贻误病情。

（作者：杨小燕、曾呈军；审核：陈琳）

参考文献

1. 中国临床肿瘤学会，中国抗淋巴瘤联盟，中华医学会血液学分会白血病·淋巴瘤学组，等.西达本胺治疗外周T细胞淋巴瘤中国专家共识（2016版）.中国肿瘤临床，2016，43（8）：317-323.

2. HORWITZ S M，ANSELL S，AI W Z，et al. NCCN Guidelines Insights：T-Cell Lymphomas，Version 1. 2021. J Natl Compr Canc Netw，2020，18（11）：1460-1467.

3. 钱景荣，李文辉.血管免疫母细胞性T细胞淋巴瘤的临床特点及治疗进展.癌症进展，2019，17（16）：1866-1870.

4. 郭艳敏，何妙侠.解读血管免疫母细胞性T细胞淋巴瘤.中华病理学杂志，2019，48（3）：261-264.

5. 郭艳敏，刘雪霏，焦莉娟，等.血管免疫母细胞性T细胞淋巴瘤组织学分级与预后分析.中华病理学杂志，2019，48（10）：784-790.

病例 14
以"发热、皮疹"为表现的中毒性表皮坏死松解症一例

病情介绍

患者，女性，50岁，以"发热伴皮疹4天"为主诉于2017年7月13日入住我科。

现病史：患者于4天前无明显诱因出现发热，体温38.7℃，伴咽痛、口唇疼痛，全身散在皮疹，感乏力，热时稍伴头昏，无其他不适，自行以"布洛芬、柴胡颗粒"退热，效果不佳。3天前至当地卫生院就诊，查血常规示WBC、CRP正常，口服药物（具体不详），症状无缓解。2天前至当地医院就诊，以"炎琥宁针、布洛芬混悬液、磷酸奥司他韦胶囊"抗病毒、退热治疗，症状加重，体温呈现稽留热，最高39.5℃，伴咽痛、口唇疼痛，伴乏力。昨日出现面颈部皮疹，呈少许红色斑疹，渐增

多，可融合成片，蔓延至躯干、四肢，皮疹无瘙痒疼痛。今来我院门诊就诊，以"炉甘石洗剂、复方甘草酸苷胶囊、左西替利嗪片、对乙酰氨基酚缓释片"抗过敏、退热等治疗。为求进一步诊治，拟"感染性发热"收住入院。患者患病以来，神志清，精神软，睡眠差，食欲不佳，大小便无殊，体重无明显增减。已知入院前用药为炎琥宁针、布洛芬混悬液、磷酸奥司他韦胶囊、炉甘石洗剂、复方甘草酸苷胶囊、左西替利嗪片、对乙酰氨基酚缓释片。

既往史：既往体健，患者诉既往初夏有类似发作史，多在"杀虫剂"等喷洒后出现，表现为散在皮疹、发热，于医院治疗后好转（具体治疗不详），此次发病前10天有"敌敌畏"喷洒和接触史。

查体：体温 38.5 ℃，脉搏 89 次 / 分，呼吸 18 次 / 分，血压 95/51 mmHg，查体合作。面颈部、躯干、四肢散在多发红色斑丘疹（图 14-1），无疼痛瘙痒。全身浅表淋巴结未及肿大。上唇破溃，口腔内未见破溃和脓点，扁桃体无明显肿大。呼吸运动两侧对称。叩诊音清，呼吸音正常，未闻及干湿性啰音。心率 89 次 / 分，心律齐，心音正常，未闻及病理性杂音。腹平坦，蠕动波未见，腹壁柔软，无压痛，无反跳痛，未触及包块。肝脏肋下未触及，胆囊未触及，脾脏肋下未触及。肾区无叩痛。肠鸣音 4 次 / 分，移动性浊音阴性。神经系统病理征阴性。

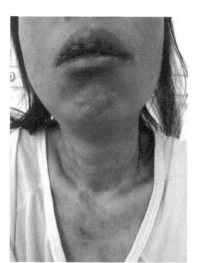
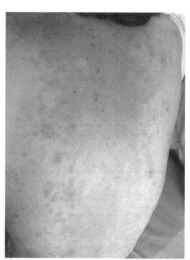

图 14-1　入院时患者面颈部红色斑疹

辅助检查： 2017 年 7 月 10 日外院血常规示 WBC $4.46 \times 10^9/L$，N% 72.21%，L% 20.6%，Hb 121 g/L，PLT $215 \times 10^9/L$。CRP 1 mg/L，血清淀粉样蛋白 A 6 mg/L。

入院诊断： 发热、皮疹：药物疹？感染？结缔组织病？

诊治经过

诊断思路 1：

患者以"发热、皮疹"急性起病，入院查体可见口腔黏膜破溃、眼结膜充血红肿、眼分泌物增多、全身多发红色斑疹（有融合，部分表面有水疱），需考虑以下几种疾病可能。

（1）感染性因素。①细菌感染：常见的有由乙型溶血性链球菌导致的猩红热和 A 组乙型溶血性链球菌引起的丹毒。前者主要发生于儿童，突然高热、咽痛、扁桃体红肿，1 日后颈部、躯干、四肢依次起疹，为弥漫性细小密集的红斑，可见帕氏线、口周苍白圈、杨梅舌，皮疹 48 小时达到高峰，呈弥漫性的猩红色，7 ～ 8 日后皮疹依出疹先后顺序开始消退，伴糠皮样脱屑。后者主要表现为发热、单侧小腿或面部皮肤红、肿、热、痛。足癣、鼻黏膜破损处细菌入侵是引起小腿和颜面丹毒的原因。这类症状发病急，初起为恶寒、发热、头痛等全身症状，继而患处出现水肿性红斑，边界清楚，迅速扩大，红斑上可出现水疱、血疱。②病毒感染：常见的以发热、皮疹为表现的病毒感染包括风疹、水痘、麻疹和传染性单核细胞增多症。A. 风疹由风疹病毒感染引起，初期有发热和呼吸道症状，1 ～ 2 日后皮肤出现粉红色小斑疹、斑丘疹，最早出现在面部，1 日内蔓延至颈部、躯干、四肢，有轻微痒感。B. 水痘由水痘－带状疱疹病毒初次感染导致，多见于儿童，但也可见于成人，初起发热，24 小时内出现皮疹，主要分布于头、面部和躯干，两鬓角和耳后较早出现皮疹（皮疹特点：四代同堂，红斑、丘疹、水疱、结痂）。C. 麻疹由麻疹病毒引起，初起发热，1 ～ 2 日出现皮疹，皮疹由耳后、颈部、额颊部逐渐蔓延至全身，初呈玫瑰色，后加深至暗红色，颊黏膜有麻疹斑点，明显伴有上呼吸道卡他症状。D. 传染性单核细胞增多症由 EB 病毒感染导致，中度发热或高热，常有咽痛、全身淋巴结肿大，脾大，约 1/3 患者在发病后 4 ～ 6 日出现皮疹，为躯干、上肢鲜红色麻疹样皮疹，少见猩红热样、疱疹样、多形红斑样皮疹。外周血淋巴细胞增多，且有大量异常的淋巴细胞，占白细胞总数的 10% 以上。

（2）自身免疫性疾病。① SLE 多见于中年女性，临床表现多样，90% 患者有不规则发热，95% 患者有关节疼痛、肿胀，80% ～ 90% 患者有皮肤损害（典型表现是面部蝶形水肿性红斑，严重者可发展到整个颜面、颈前 V 型区、四肢、躯干，日晒加重；黏膜亦可出现损害，如眼结膜炎，下唇、口腔、咽部

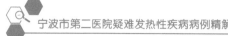

黏膜红斑瘀点、糜烂、溃疡），可伴发多脏器损害，如肾脏、心血管、呼吸系统、消化系统、中枢神经系统、血液系统损害。自身抗体多有异常表现。②血管炎性疾病：常见的有结节性红斑和变应性血管炎。结节性红斑病因与感染、药物、自身免疫性疾病等有关，好发于小腿伸侧，为对称性、痛性结节，略高于皮面，局部表皮紧张红肿、灼热，发病初期多伴低热。变应性血管炎常常表现为发热和皮疹，皮疹常常为多形性，四肢多见，有风团、红斑、紫癜样，有时还可形成血疱。皮肤病理可见白细胞破碎性血管炎改变。

（3）恶性肿瘤。常见的是淋巴瘤，表现为淋巴结肿大、间歇性发热，部分患者伴有皮肤损害，特异性皮损为结节、斑块、溃疡，常见于晚期患者；非特异性皮损较多见，有红斑、苔藓样变、麻疹样红斑、结节性红斑、荨麻疹样和鱼鳞病样损害等。淋巴结或皮损组织病理检查可明确诊断。此外，恶性组织细胞增生症也可出现皮疹，特异性皮损有红斑、丘疹、水疱、结节、肿块、溃疡和红皮病等，皮损局限于某一部位或全身分布。若患者发热顽固不退，伴皮疹、血细胞减少、淋巴结肿大，应及时做组织活检以明确诊断。

（4）其他。①变态反应性皮肤病：常见的是药物性皮炎，为药物进入体内后引起的皮肤、黏膜的不良反应。药疹形态多种多样，有荨麻疹样型、多形红斑型、剥脱性皮炎型、大疱表皮松解型、泛发性脓疱型。药疹分布广泛，可有发热、头痛等全身症状，其常有明确的用药史或特殊化学物质接触史。此外，重症多形红斑也可表现为高热、皮疹（表现为全身广泛分布水肿性红斑、水疱、大疱、血疱、瘀斑，口腔、鼻、咽、眼、

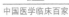

尿道、肛门、呼吸道黏膜可出现大片糜烂、坏死)，可伴支气管肺炎、消化道出血、肝肾损害等，病死率达 5%～ 15%。②其他皮肤病，如脓疱型、红皮病型银屑病，红皮病等，此处不一一赘述。

诊治经过 1：入院后立即予以"伐昔洛韦片 0.3 g，po，bid"抗病毒，"莫西沙星针 0.4 g，ivgtt，st"抗感染，"西替利嗪分散片 10 mg，po，qn""复方甘草酸苷针 80 mL，ivgtt，qd"抗过敏等治疗。

入院后辅助检查：血常规示 WBC 7×10^9/L，N% 84.2% ↑，RBC 3.93×10^{12}/L，Hb 121 g/L，PLT 182×10^9/L。快速 ESR 70 mm/h ↑。凝血全套 +D- 二聚体：纤维蛋白原 495 mg/dL ↑，D- 二聚体 1706 ng/mL ↑。大生化：总胆红素 23.8 μmol/L，直接胆红素 15.9 μmol/L，间接胆红素 7.9 μmol/L，白蛋白 35.7 g/L ↓，AST 458 IU/L ↑，ALT 358 IU/L ↑，碱性磷酸酶 355 IU/L ↑，谷氨酰转肽酶（GGT）285 IU/L ↑，肌酐 51.8 μmol/L，葡萄糖 4.87 mmol/L，肌酸激酶 MB 同工酶 49 IU/L ↑，LDH 549 IU/L ↑，钾 3.53 mmol/L，钠 132.7 mmol/L，钙 1.98 mmol/L ↓，镁 0.64 mmol/L，hs-CRP 28.94 mg/L ↑。肿瘤标志物系列（女）：铁蛋白 569.9 ng/mL ↑，糖类抗原 125 47.90 U/mL ↑，糖类抗原 199 231.36 U/mL ↑。PCT 定量检测 0.21 ng/mL。尿、便常规正常。体液免疫功能：免疫球蛋白 G 35.11 g/L ↑，免疫球蛋白 A 3.98 g/L ↑。EB 病毒抗体 2 项：EB 病毒抗体 IgM 阴性，EB 病毒抗体 IgG 阳性。TORCH 感染全套检测：风疹病毒抗体 IgG 14.1 IU/mL，巨细胞病毒抗体 IgG 1302.3 AU/mL，单纯疱疹病毒 Ⅰ 型抗体 IgG 240.5 AU/mL。单纯疱疹病毒 Ⅱ 型抗体 IgM、流感病毒抗原、结

核杆菌抗体、输血前检查＋丙肝抗原、EB病毒DNA、血培养和药敏阴性。胸部＋腹部CT平扫：①两肺弥漫性感染病变首先考虑，请结合临床和实验室检查，建议复查。纵隔内、双侧腋下多发轻度增大淋巴结。②肝左叶外侧段可疑低密度影，伪影可能。胆囊壁水肿增厚，请结合临床。胰腺略饱满，请结合临床和生化检查（图14-2）。盆腔少量积液；建议必要时进一步检查。常规经胸心脏彩色多普勒超声检查：静息状态下左室舒张功能下降。甲状腺颈部超声：双侧甲状腺结节，双侧颈部、锁骨上淋巴结肿大。

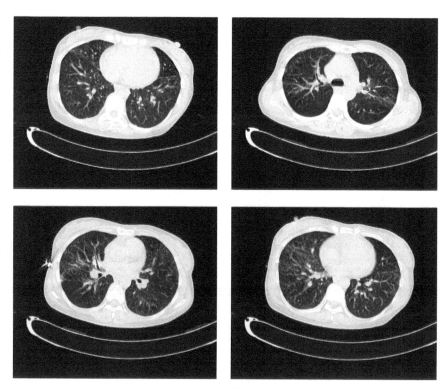

图14-2　胸部CT

诊治思路2：患者以"发热、皮疹"起病，急性发作，既往有类似发作史（可疑接触农药敌敌畏后发作），入院后完善检查提示 WBC、CRP 略升高，PCT 不高，铁蛋白升高，LDH 升高，肝功能明显异常，IgG 明显升高。胸部 CT 提示两肺弥漫性感染病变可能，浅表、纵隔内多发淋巴结肿大，药疹或自身免疫性疾病可能性大，肿瘤可能性小。患者 2017 年 7 月 14 日皮疹较前增多，停伐昔洛韦，改莫西沙星为左氧氟沙星，临时予以"甲泼尼龙 40 mg"抗感染。

诊治经过 2：

患者 2017 年 7 月 15 日皮疹如图 14-3，在红斑上发生表皮剥离和大疱，水疱轻度施压呈现尼氏征，考虑中毒性表皮坏死松解症，皮肤科会诊建议停用可疑药物，应用"氯雷他定片 10 mg，po，qd"，如控制不佳，可予丙种球蛋白治疗。立即予以"甲泼尼龙 80 mg"治疗，辅以护胃治疗。7 月 16 日皮疹如图 14-4 所示。7 月 17 日，患者皮疹进行性加重（图 14-5），调整激素为"甲泼尼龙 120 mg"治疗，并加用"静注人免疫球蛋白 20 g"治疗。7 月 18 日皮疹如图 14-6。自身抗体检测：抗核抗体（IFANA 法）阳性，ANA-IIFA 滴度 1 ：1280，核型为核颗粒型，SS-A 抗体（IBT 法）阳性，Ro-52（IBT 法）阳性，SS-B 抗体（IBT 法）阳性。抗中性粒细胞抗体、抗基底膜抗体阴性。风湿科会诊考虑诊断干燥综合征，同意目前激素治疗方案，建议完善骨髓穿刺检查、血尿轻链检测，注意护胃、护肝治疗，予以"白芍总苷片 0.6 g，po，bid"治疗。7 月 19 日，患者皮疹仍在加重，调整激素用量为"甲泼尼龙 160 mg，qd"，烧伤科会诊建议保持创面清洁，百格斯外用，每天 3 次。7 月 20 日皮疹见图 14-7。

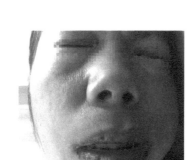
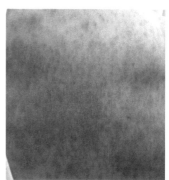

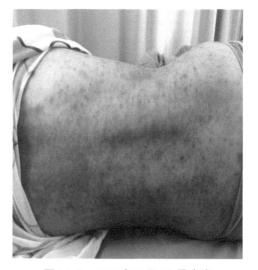

图 14-3　2017 年 7 月 15 日皮疹

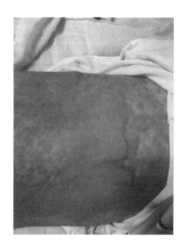
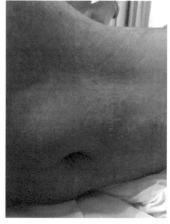

图 14-4　2017 年 7 月 16 日皮疹

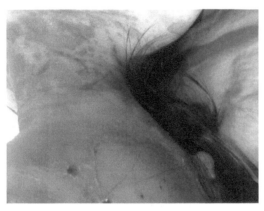

图 14-5　2017 年 7 月 17 日皮疹

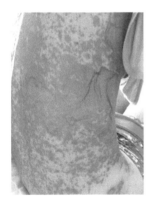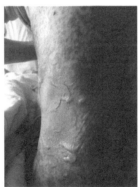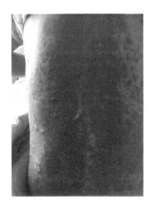

图 14-6　2017 年 7 月 18 日皮疹

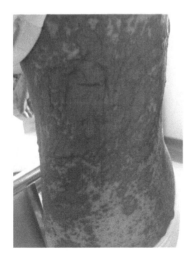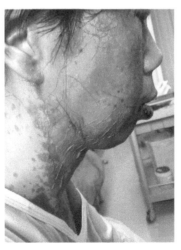

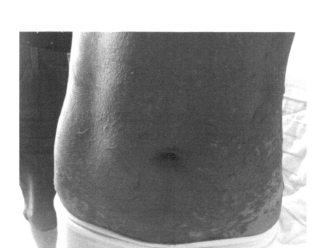

图 14-7　2017 年 7 月 20 日皮疹

2017 年 7 月 20 日血常规：WBC $9.6 \times 10^9/L$，N% 81.9% ↑，Hb 98 g/L ↓，PLT $342 \times 10^9/L$。大生化：总胆红素 120.2 μmol/L ↑，直接胆红素 103.2 μmol/L ↑，间接胆红素 17 μmol/L，球蛋白 48.6 g/L，AST 220 IU/L ↑，ALT 409 IU/L ↑，碱性磷酸酶 390 IU/L ↑，GGT 850 IU/L ↑，总胆汁酸 106.2 μmol/L，肌酐 34 μmol/L，葡萄糖 7.89 mmol/L，甘油三酯 1.99 mmol/L，载脂蛋白 E 32.1 mg/dL，肌酸激酶 MB 同工酶 33 IU/L，钾 4.14 mmol/L，钠 134 mmol/L，钙 1.94 mmol/L，hs-CRP 8.14 mg/L。患者胆红素进行性升高，患方商议后转上级医院诊治。

后续随访：上级医院继续甲泼尼龙 160 mg、丙种球蛋白 20 g 治疗足疗程，后皮疹逐渐好转，激素减量后出院。

相关知识点：

中毒性表皮坏死松解症（TEN）是一种严重的药物迟发型超敏反应，是由免疫介导的不良反应，常表现为发热、全身不适、皮肤疼痛、黏膜损害（眼、口和生殖器）和其他全身症状。

TEN 的发病机制不明，目前主要考虑是由药物（常见的药物有磺胺类抗菌药物、抗癫痫药物、昔康类非甾体抗炎药、别嘌呤醇、氟喹诺酮类药物、抗结核药物、抗疟疾药物和部分中草药等）引起，但也可由感染、恶性肿瘤和放射线治疗导致。细胞毒性 T 淋巴细胞、自然杀伤细胞、中性粒细胞和巨噬细胞活化参与的迟发型皮肤免疫反应，与人类白细胞抗原基因（HLA）多态性相关。

　　TEN 的临床表现主要分为 3 期。①急性期：初始症状均为发热、眼部刺痛（初期眼部受损表现为急性结膜炎、眼睑水肿、红斑结痂、角膜溃疡）、吞咽不适，大多数患者可出现生殖器、口腔和眼黏膜红斑糜烂，部分患者会累及呼吸道和消化道。初始症状 1 ～ 2 天后患者出现皮疹（早期表现为伴或不伴渗出的红斑和紫癜性斑疹，迅速融合），皮疹最早发生于手掌、足跖、面部和胸骨前区。对于皮肤黏膜受累应及时诊断和处理，同时需除外具有类似皮损的其他疾病，如多形性红斑、自身免疫性疾病（如线性 IgA 皮肤病、大疱性表皮松解症、大疱性红斑狼疮）、金黄色葡萄球菌性烫伤样皮肤综合征、全身大疱性固定药疹和急性泛发性发疹性脓疱病等。②第 2 阶段：出现尼氏征阳性，即对皮肤沿切线方向施压时出现表皮、真皮分离，但这并不是本病特异性的检查，尼氏征阳性还可出现在其他大疱性皮肤病。1993 年，SCAR 共识将严重的大疱性皮肤反应分为 5 个亚型：大疱性多形性红斑（EM）、SJS（Stevens-Johnson）、SJS/TEN 重叠、TEN 和无斑点 TEN。其中将皮肤受累面积＜ 10% 体表面积（BSA）的定义为 SJS，皮肤受累面积＞ 30% BSA 的定义为 TEN，皮肤受累介于 10% ～ 30% BSA 的定义为 SJS/TEN 重叠。2014 年世界变态反应组织将 SCAR 的分类改为：SJS、

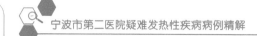
SJS/TEN 重叠、TEN、药物超敏反应综合征 / 药疹伴嗜酸性粒细胞增多和系统症状。③后期和后遗症阶段：多数 TEN 患者会出现后遗症，主要有皮肤色素沉着或减退、甲营养不良、眼部并发症，其中眼部并发症的发生顺序为：严重干眼症（46%）＞倒睫（16%）＞睑球粘连（14%）＞双行睫（14%）＞视力丧失（5%）＞睑内翻（5%）＞睑缘粘连、兔眼、角膜溃疡（2%）。少部分患者会出现肥厚性瘢痕。本例患者入院后皮疹进行性加重，考虑疾病临床自然进程，非入院后药物使用导致。

TEN 的治疗有立即停止接触可疑药物、支持治疗、抗感染治疗和免疫抑制治疗 [包括激素、免疫球蛋白和环孢素 A（CsA）等]。其中，激素有两种用法：一种是早期冲击治疗，给予甲泼尼龙琥珀酸钠 10 ～ 15 mg/（kg•d）或地塞米松 1.0 ～ 1.5 mg/（kg•d）连续 3 ～ 5 日后，继以减量维持 1 ～ 2 周或者直接停用；另一种是每天静脉滴注甲泼尼龙琥珀酸钠 1.0 ～ 1.5 mg/（kg•d），随病情逐渐减停。此外，有研究表明免疫球蛋白包括抗 Fas 抗体，可以阻止 FasL 和 Fas 的结合，选择性阻断角质形成细胞凋亡，研究表明，Fas 抗体剂量超过 2 g/kg 时可以明显降低病死率。最后，CsA 可以缩短表皮再生的时间，研究认为大剂量地塞米松联合 CsA 治疗可以使疾病在用药后 72 小时内停止发展。对于激素、免疫球蛋白等治疗效果不佳的患者可以行血浆置换，去除血浆中的药物、毒物、代谢产物、自身抗体、免疫复合物等有害物质，从而达到治疗目的。

TEN 预后一般，病死率高，临床上常用 SJS/TEN 严重程度评分（SCORTEN）系统（年龄是否大于或等于 40 岁，是否伴恶性肿瘤，心率是否大于或等于 120 次 / 分，血糖是否大于

笔记

14 mmol/L，碳酸氢根浓度是否小于 20 mmol/L，初始表皮黏膜剥脱面积是否大于 10%，血尿素氮浓度是否大于 10 mmol/L）判断疾病严重程度和预后，研究认为，SCORTEN 评分与病死率之间的对应关系为：0～1 分，病死率约为 3.2%；2 分，病死率约为 12.1%；3 分，病死率约为 35.3%；4 分，病死率约为 58.3%；大于或等于 5 分，病死率约为 90%。对于 SCORTEN 评分大于或等于 3 分的患者，应立即转入 ICU 治疗。入院后 1～3 日采用 SCORTEN 评分对患者进行评估，得到的预测结果较准确。

总结和思考

本病临床上发病率低，相对罕见，但病死率高，对于高度怀疑本病的患者，需立即停止可疑物质接触，早期行支持治疗、免疫抑制治疗能显著降低患者的病死率，减少并发症，改善患者预后。因此，对本病的早期诊断尤为重要。本例患者发病较为典型，特此总结，为大家提供参考。本例患者入院后进行积极的支持治疗、早期激素和免疫球蛋白治疗，有效地阻断了疾病的恶化，为痊愈奠定了基础。

（作者：杨小燕、顾吉娜、曾呈军、潘丹美；审核：陈琳）

参考文献

1. 黄莉，李甜 . Stevens-Johnson 综合征 / 中毒性表皮坏死松解症 . 中国小儿急救医学，2019，26（5）：326-331.

2. 孙威，闵定宏，郭光华 . 中毒性表皮坏死松解症的诊疗进展 . 中华烧伤杂志，2016，32（6）：341-344.

3. 高婷婷，龙琴 . Stevens-Johnson 综合征和中毒性表皮坏死松解症发病机制的研究进展.中华眼科杂志，2016，52（9）：708-713.

4. 曹丽.血浆置换治疗中毒性表皮坏死松解症1例.安徽医药，2019，23（7）：1434-1436，1488.

5. 杨华夏，边赛男，曾月平，等.结缔组织病并发中毒性表皮坏死松解症患者临床特点.中华临床免疫和变态反应杂志，2016，10（1）：40-45.

笔记

病例 15
以"发热、皮疹"为典型表现的急性发热性嗜中性皮病一例

病情介绍

患者，女性，49岁，因"发热1周，皮疹伴水疱5天"于2017年6月30日入住我科。

现病史： 患者1周前无明显诱因出现发热，初起体温未测，无畏寒寒战，伴左侧胸部隐痛，程度不剧可忍，无其他不适，6日前就诊于当地卫生院，体温38 ℃，血常规示 WBC 8.28×10^9/L，淋巴细胞 5.41×10^9/L；CRP 17.52 mg/L ↑。输液治疗（具体用药不详）效果不佳，体温波动于 38～39 ℃，伴发热前畏寒。遂于5日前就诊于当地医院，急诊查血常规：WBC 9.5×10^9/L，N% 78% ↑，CRP 128.12 mg/L ↑；尿常规：蛋白质（＋）、隐血（＋＋＋）；肌钙蛋白、PCT、生化：未见明显

异常；胸部＋腹部 CT：左侧少量胸腔积液、左肾小结石、肝内小囊肿。于当地住院治疗，入院当日发现下肢散在皮疹，多位于伸侧，不痛不痒，按压后有轻微痛感，初起约红豆大小，表面渐出现白点，后白点逐渐扩大，部分表现为水疱，直径约 3 cm，黄色透亮，有压痛，无痒感；住院期间以"哌拉西林钠他唑巴坦钠针 4.5 g，ivgtt，q8 h"抗感染等对症治疗，症状无缓解，体温最高达 39.3 ℃，皮疹增多，遂于 2017 年 6 月 30 日转至我院，门诊拟"感染性发热"收住我科。

既往史：既往体健。

查体：脉搏 109 次 / 分，呼吸 18 次 / 分，血压 122/87 mmHg，体温 37.4 ℃。意识清晰，自主体位，无病容，体重 48 kg，身高 1.58 m，BMI 指数 19.2 kg/m^2（正常），查体合作。情绪心理稳定。神志清，口唇无发绀，全身浅表淋巴结未触及肿大，皮肤巩膜无黄染，下肢和右手背散在皮疹，新发为红豆大小，多位于伸侧，按压后有轻微痛感，部分伴白点，部分呈水疱，水疱直径约 3 cm，黄色透亮，周围有压痛，无痒感（图 15-1）。颈静脉无怒张，气管居中，呼吸运动无明显增强，语颤双侧无减弱，叩诊音清，双肺呼吸音清，未闻及明显干湿性啰音。心率 109 次 / 分，心律齐，未及明显病理性杂音。腹平软，无压痛，无反跳痛，无肌卫，未扪及包块，肝、脾肋下未及，移动性浊音阴性，肠鸣音 3 ～ 4 次 / 分。双下肢无水肿。肾区叩痛阴性，神经系统检查无殊。

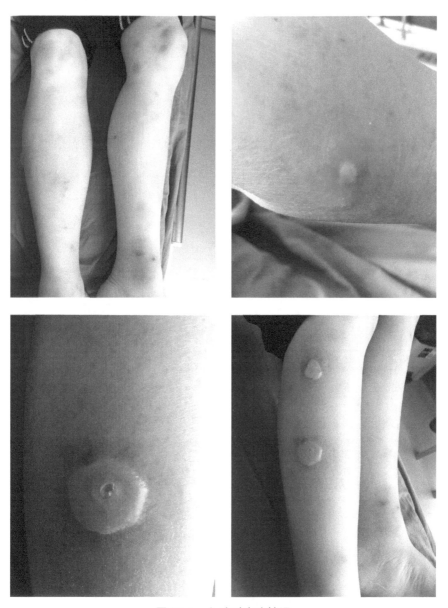

图 15-1 入院时皮疹情况

辅助检查： 2017 年 6 月 25 日当地卫生院 WBC 8.28×10^9/L，N% 65.4%，CRP 17.52 mg/L；腹部超声：右肝囊肿、左肾结石。2017 年 6 月 26 日当地医院 WBC 9.5×10^9/L，N% 78% ↑，CRP 128.12 mg/L ↑；尿常规：蛋白质（＋）、隐血（+++）；肌钙蛋

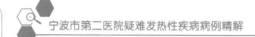
白、PCT、生化未见明显异常；胸部＋腹部 CT：左侧少量胸腔积液、肝右叶包膜下错构瘤考虑，建议增强 CT 检查。左肾小结石、肝内小囊肿。

入院诊断：①发热：感染性发热（？），结缔组织病（？），血液病（？）；②左侧胸腔积液；③肝囊肿；④左肾结石。

诊治经过

诊治思路 1：

患者为中年女性，急性发病，初起表现为发热，逐渐出现痛性、结节性皮疹，伴疱疹，炎症指标高，需考虑以下疾病可能。

（1）感染性因素。①金黄色葡萄球菌感染：根据患者皮疹部位、形态和炎症指标情况，需考虑金黄色葡萄球菌感染。金黄色葡萄球菌感染的主要表现为皮肤表面小的丘疹或脓疱，抓破后可有黄白色脓液或浆液渗出，感染部位周围红肿，有压痛，本例患者疱疹内疱液清亮，不太符合其相关表现，但不能完全排除金黄色葡萄球菌感染，可完善疱液培养明确。②坏疽性脓皮病：坏疽性脓皮病可伴有炎症性肠病和恶性血液疾病，皮损均有疼痛，开始为丘－脓疱疹，而后发生溃疡，本例患者无相关病史，不考虑该病。

（2）肿瘤。最常见的是淋巴瘤，皮疹形态多样，可表现为红斑、水疱、血疱和痘疮样瘢痕，但淋巴瘤常伴淋巴结和肝脾大、全身症状（如发热、体重下降、盗汗），皮肤活检病理可鉴别。

（3）反应性红斑。①结节性红斑：常见于中青年女性，表现为双小腿伸侧痛性结节性皮损，但结节性红斑表面不发生假性水疱。②多形红斑：有典型的靶样损害，红斑中央有水疱或糜烂、结痂，无疼痛，皮损常对称分布，多形红斑病理示表皮海绵形成和细胞内水肿，真皮血管扩张，周围主要是淋巴细胞浸润，皮肤活检可帮助鉴别。③急性发热性嗜中性皮病（Sweet综合征）：主要见于女性，表现为皮肤突然出现疼痛性红斑结节或斑块，主要分布于手臂、面部和颈部，在组织学上真皮显示有特征性成熟的中性粒细胞浸润，常伴有发热、中性粒细胞增多，激素治疗效果好。本病可并发于骨髓增生性疾病，如粒细胞或粒单核细胞性白血病，个别病例还可并发于其他恶性疾病。

（4）血管炎。血管炎典型的皮肤损害包括瘀斑、结节、荨麻疹、溃疡和网状青斑等，除皮疹表现外，通常还有其他系统损害表现，如血液系统、神经系统等，皮肤活检病理可有助于确诊。

（5）其他。①药疹；②肠吻合综合征：皮损初始发生小的红斑，后形成红色丘疹，48小时内在紫色基底上发生脓疱或水疱，或坏死性血管炎表现，最后中心坏死，组织病理表现为嗜中性皮病改变，如之前有胃肠道疾病史或胃肠手术史对鉴别具有重要意义。

诊治经过1：予以"利奈唑胺针 0.6 g，ivgtt，q12 h"抗感染治疗，患者高热持续，热峰进行性升高，伴皮疹增多、皮疹疼痛明显，2017 年 7 月 1 日临时予以"甲泼尼龙 40 mg，iv"，体温和皮疹疼痛明显好转。

入院后辅助检查：血常规示 WBC 11.4×10^9/L ↑，N% 87.8% ↑，RBC 3.7×10^{12}/L，Hb 106 g/L ↓，PLT 241×10^9/L。血生化：白蛋白 32.5 g/L ↓，AST 13 IU/L，ALT 12 IU/L，

肌酐 27.5 μmol/L，葡萄糖 4.75 mmol/L，钾 3.53 mmol/L，钠 142.6 mmol/L，钙 2.01 mmol/L，hs-CRP 272.91 mg/L ↑。N 末端脑钠肽前体 823 pg/mL。凝血全套 +D- 二聚体：凝血酶原时间 13.7 s，纤维蛋白原 11 g/L，活化部分凝血活酶时间 50.6 s ↑，INR 1.1，D- 二聚体 1.4 mg/L。快速 ESR 83 mm/h ↑。肿瘤标志物系列（女）：糖类抗原 125 63.7 U/mL ↑。尿常规：潜血（+++），尿蛋白（++），镜检红细胞（+++）/HP，镜检白细胞（+）/HP。输血前检查 + 丙肝抗原：乙肝表面抗体定性阳性。大便常规 + 隐血、抗环瓜氨酸肽抗体、RF、抗 O、体液免疫功能、PCT 定量检测正常。疱疹穿刺液细菌涂片检查、细菌培养鉴定药敏、咽拭子培养和药敏阴性。2017 年 7 月 9 日急诊血常规：RBC 2.99×10^{12}/L ↓，Hb 88 g/L ↓，红细胞压积 26.7% ↓，PLT 370×10^9/L。凝血全套 +D- 二聚体：D- 二聚体 414 ng/mL ↑，余指标正常。急诊生化全套：白蛋白 32.3 g/L ↓，肌酐（急）48.9 μmol/L，尿素氮（急）7.36 mmol/L，钾（急诊）3.91 mmol/L，钠（急诊）138 mmol/L，hs-CRP 4.73 mg/L。常规经胸心脏彩色多普勒超声检查：静息状态下心内结构和功能未见明显异常。

诊治思路 2：对患者入院后予以水疱液采样培养（白点无脓液），水疱液清亮，数分钟后水疱再次充盈，水疱液仍清亮，结合皮疹形态（初起为红色丘疹，表面渐出现白点，后白点逐渐扩大，部分表现为水疱，水疱中心凹陷）、利奈唑胺治疗效果欠佳（热峰升高、皮疹增多）、激素治疗效果好（激素治疗后体温正常、皮疹消退、疼痛缓解），考虑金黄色葡萄球菌感染可能性小，Sweet 综合征可能性大，反应性或结缔组织病和血液系统肿瘤不完全排除，建议患者完善皮肤活检以明确，必要时完善全身 CT 评估病情。

诊治经过 2：

对患者 2017 年 7 月 3 日完善皮肤活检，7 月 4 日停利奈唑胺，7 月 5 日起以"甲泼尼龙 40 mg，qd"治疗，并密切关注患者病情，发现患者体温正常、皮疹进行性消退。7 月 7 日病理检查结果：送检小块皮肤组织，部分表皮角化过度、角化不全，部分区域网状变性、液化变性，表皮、真皮较多炎症细胞浸润，以中性粒细胞浸润为主，请结合临床。

此时，结合患者临床症状（发热、痛性皮疹）、检查结果（血中性粒细胞增多，皮肤病理提示皮肤中性粒细胞浸润）及激素治疗效果，考虑诊断为急性发热性嗜中性皮病（Sweet 综合征），病因不明。2017 年 7 月 7 日起减量激素为"泼尼松龙片 20 mg，qd"，并于 7 月 9 日出院，住院期间体温变化见图 15-2。

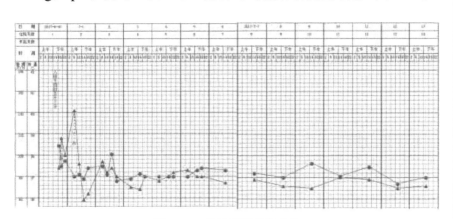

图 15-2　住院期间体温变化

出院后随访：皮疹完全消退，后激素逐渐减量至停用。嘱其定期体检，排查肿瘤。

相关知识点：

急性发热性嗜中性皮病又称 Sweet 综合征，最早在 1964 年由 Robert Douglas Sweet 提出，主要表现包括发热、疼痛性红色斑块、血中性粒细胞升高、组织学上真皮乳头高度水肿、致密的中性粒细胞浸润等，可分为 3 种类型：①经典或特发性，多与上呼吸道感染、胃肠道感染、炎症性肠病和妊娠相关；②肿瘤相关性；③药物诱导性。Sweet 综合征的病因和发病机制仍不明确，大量中性粒细胞增多和明显中性粒细胞的趋向性提示炎症反应是重要的发病机制之一。

Sweet 综合征主要临床表现有：①全身症状。最常见的是发热，可与皮损同时出现，也可发生在皮损出现前数天或数周。其他症状包括头痛、关节痛、肌痛等。②皮疹。最典型的表现是有触痛，初起表现为伴有疼痛的红色、紫红色丘疹或结节，可融合成斑块，分布不对称，单发或多发，最常发生于上肢、面部和颈部。真皮浅层显著水肿，皮疹表面似透明的水疱，有的形似大疱，中央消退可呈环状或弧状。大多数皮疹可自行缓解或经治疗后消退，不留瘢痕。除了假水疱样丘疹、结节和斑块以外，Sweet 综合征也可有小脓疱样皮疹，脓疱可发生在红斑基础上，或为红色丘疹上的小脓头。③皮肤外表现。Sweet 综合征不仅累及眼、口腔和黏膜，还可累及内脏各器官，其中以肺部、中枢神经系统、骨骼受累报道较多见。

Sweet 综合征诊断包括 2 个主要标准和 4 个次要标准中的 2 项。主要标准：①突然发生的典型触痛性红色斑块或结节，伴有水疱、脓疱或大疱。②组织学上显示真皮内有致密的中性粒细胞浸润，无白细胞破碎性血管炎。4 个次要标准：①发热，体温 > 38 ℃，伴有周期性全身不适。②发病前有非特异性呼吸道或胃肠道感染或种痘；或伴有潜在：A.炎症性疾病，如慢性自身免疫性疾病、感染等；B.潜在血液增生性疾病或恶性实体肿瘤；C.妊娠。③对系统性使用糖皮质激素或碘化钾等治疗反应良好。④发作期实验室检测指标（须具备其中3项）：ESR > 20 mm/h；CRP 升高；WBC > 8×10^9/L；N% > 70%。

Sweet 综合征病情的轻重程度差别较大，轻者仅出现皮疹，无须特殊处理和治疗，皮损持续几周或数月后可自行消失，痊愈后不留瘢痕。严重者表现为高热，心率、呼吸增快，全身系统炎性反应综合征，甚至脏器功能障碍、休克等，可危及生命，应引起警惕与重视。多种药物治疗 Sweet 综合征有效，其中激素是常见治疗药物，一般泼尼松起始剂量为 1 mg/（kg•d），4～6 周内逐渐减量至 10 mg/d，部分患者可能需要维持应用 2～3个月。此外，也可应用秋水仙碱、环孢素、碘化钾等治疗。

总结和思考

本例患者以"发热"急性起病，下肢逐渐出现 Sweet 典型皮疹（初起为红色丘疹，表面渐出现白点，后白点逐渐扩大，部分表现为透明水疱，水疱中心凹陷），结合血常规和皮肤病理结果，诊断明确。考虑到少部分 Sweet 综合征患者并发肿瘤可能，故需要注意排除肿瘤，对于不愿意完善相关检查排除肿瘤的患者，要做好随访。

（作者：杨小燕、顾吉娜、曾呈军；审核：陈琳）

参考文献

1.　徐潜，袁立超，徐伟民 .Sweet 综合征六例临床分析并文献复习 .中华内科杂志，2014，53（7）：567-570.

2.　陈曼，齐蔓莉 . Sweet 综合征系统受累研究进展 . 实用皮肤病学杂志，2018，11（4）：214-216，220.

3.　李福秋，王冰 . Sweet 综合征的诊治要点 . 皮肤病与性病，2013，35（1）：16-17.

4.　宋志强 . Sweet 综合征的临床相关进展 . 皮肤病与性病，2012，34（2）：77-79.

5.　甘雨舟，黄文祥，甘华 . Sweet 综合征临床研究进展 . 重庆医学，2014，43（19）：2520-2523.

6.　COHEN P R，KURZROCK R . Sweet's syndrome：a neutrophilic dermatosis classically associated with acute onset and fever . Clin Dermatol，2000，18（3）：265-282.

7.　COHEN P R，KURZROCK R . Sweet's syndrome：a review of current treatment options . American Journal of Clinical Dermatology，2002，3（2）：117-131.

笔记

病例 16
以"发热、胸闷"为表现的
结核性心包炎一例

病情介绍

患者，男性，87岁，因"发热20天"于2018年6月22日入住我科。

现病史：患者20天前无明显诱因出现发热，最高体温39 ℃，无明显畏寒寒战，无咳嗽咳痰，无其他不适，自行服用感冒药和退热药，效果不佳。14天前患者服用退热药后出现大汗，遂就诊于当地卫生院，血常规示 WBC 11.1×10^9/L ↑、心电图示心房颤动、肌钙蛋白阴性，予"头孢曲松针、左氧氟沙星针"抗感染治疗，效果欠佳，心悸不适仍存；遂于11天前就诊于当地医院，血常规示 WBC 10.9×10^9/L ↑、心电图示快速型心房颤动、心脏超声示心包积液，考虑"心房颤动、感染性发热"，予"哌拉西林钠他唑巴坦钠针"抗感染治疗，期间体温高峰稍有下降，但心悸不适仍存。后患者为进一步诊治，2018 年 6 月 14 日就诊于我院心内科，住院期间先后以"哌拉西林钠他唑巴坦钠针 4.5 g，ivgtt，q8 h"（2018 年 6 月 14—19 日）、"亚胺培南西司他丁钠针 1 g，q8 h"（2018 年 6 月 19—22 日）抗感染（图 16-1），目前仍有发热，胸闷较前好转，无其他不适，门诊拟"发热"收住入院。

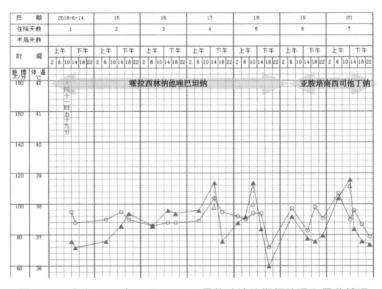

图 16-1　患者 2018 年 6 月 14—20 日住院诊治期间体温和用药情况

既往史：既往有 2 型糖尿病、心律失常、心房颤动、心功能不全、脑动脉供血不足、左侧肩胛骨和肋骨骨折、左眼白内障手术史。

查体：脉搏 76 次 / 分，呼吸 18 次 / 分，血压 121/75 mmHg，体温 36.8 ℃。情绪心理稳定，体重 68 kg，身高 1.64 m，BMI 25.3 kg/m² （超重）。神志清，口唇无明显发绀，锁骨上、腋下、全身浅表淋巴结未触及肿大，皮肤巩膜无黄染，颈静脉无怒张，气管居中，呼吸运动无明显增强，语颤双侧无减弱，叩诊音清，双肺呼吸音清，未闻及明显干湿性啰音。心率76次/分，心律齐，心音 S1、S2 中等，S3、S4 未闻及。腹平软，无压痛，无反跳痛，无肌卫，未扪及包块，肝、脾肋下未及，移动性浊音阴性，肠鸣音 3～4 次/分。双下肢无水肿。肾区叩痛阴性，神经系统检查无殊。

辅助检查： 2018 年 6 月 15 日本院胸腔和心包超声示心包积液，少量左侧胸腔微量积液。6 月 17 日本院动态心电图：①窦性心律（平均心室率 93 次/分）；②异位心律－阵发性心房颤动；③室性期前收缩 488 个；④房性期前收缩 62 个；⑤ ST 段压低。6 月 18 日心脏超声（床边超声）示心包积液、双侧胸腔积液（心包：移行扫查舒张期心包腔内探及液性暗区，心尖部约 12 mm，前心包约 11 mm，后心包约 7 mm，右室侧壁侧方见 17 mm，左室侧壁侧方见 18 mm）。6 月 19 日本院胸部 CT：①两侧胸腔少量积液，两肺下叶局部膨胀不全；②两肺散在慢性炎症；③左肺上叶尖后段胸膜下结节，Lung-RADs 3 类；④心包大量积液；⑤建议复查；⑥附见：右侧锁骨、两侧部分肋骨陈旧性骨折后改变可能（图 16-2）。患者 2018 年 6 月 14—20 日住院诊治期间血常规指标变化和心包积液变化见表 16-1、表 16-2。

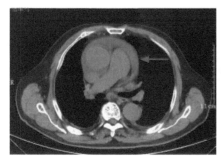
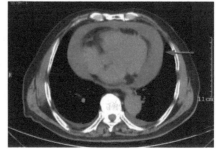

图 16-2 胸部 CT

表 16-1　患者 2018 年 6 月 14—20 日住院诊治期间血常规指标变化

时间	WBC/ （×10^9/L）	N/%	M/%	CRP/ （mg/L）	PCT/ （ng/mL）
2018 年 6 月 14 日	13.4	78.1	13.7	130.98	–
2018 年 6 月 17 日	8.5	69.7	14.6	70.51	0.12
2018 年 6 月 21 日	8.3	72.3	18.2	156.41	0.24

表 16-2　患者 2018 年 6 月 14—20 日住院诊治期间心包积液变化

时间	心尖 /mm	前心包 / mm	后心包 / mm	右室侧 壁 /mm	左室侧壁 / mm
2018 年 6 月 15 日	8	6	11	–	–
2018 年 6 月 18 日	12	11	7	17	18
2018 年 6 月 22 日	14	12	9	–	21

入院诊断：①发热待查：感染性发热（？），结缔组织病（？），肿瘤（？）；②心包积液；③心律失常，心房颤动；④心功能不全；⑤2 型糖尿病；⑥脑动脉供血不足。

诊治经过

诊治思路：

患者以"发热"急性起病，伴心包大量积液，无其他特殊不适，抗感染效果不确切，需考虑以下疾病可能。

（1）感染性因素。病毒、细菌、真菌、寄生虫均可导致心包积液，我国常见的是结核性心包积液，其次是病毒导致的心包积液。①结核性心包积液：常伴有发热（多为午后发热）、夜间盗汗、体重下降、呼吸困难等全身表现，病情发展缓慢，患者常有结核病史，心包积液较多，多为淡黄色，有的为淡血性，积液中淋巴细胞较多，心包积液中找到结核杆菌可帮助诊断。本例患者两侧胸腔少量积液、左肺上叶尖后段胸膜下结节，需考虑结核性心包积液；②病毒导致的心包积液：在发病前 2 周至数周，常以上呼吸道感染为首发症状，胸痛明显，呼吸时加重，渐进性出现心包炎的症状和体征，常伴发心肌炎，血生化提示心肌酶谱异常，CRP 多不高，是一种短暂的自限性疾病。本例患者 CRP 较高，病毒性心包积液可能性小。

（2）肿瘤。目前肿瘤是心包积液的首要原因之一，以原发性肿瘤罕见，转移瘤常见，如肺癌、乳腺癌、淋巴瘤等，多伴有原发肿瘤表现，心包积液脱落细胞学检查可明确诊断。

（3）自身免疫。系统性自身免疫和自身炎症性疾病（如系统性红斑狼疮、风湿性关节炎、硬皮病等）、全身性血管炎（如嗜酸性肉芽肿性多血管炎、主动脉弓综合征、白塞综合征等）、家族性地中海热、炎症性肠病、Still 病等，多伴有原发疾病表现。

（4）其他。创伤性和医源性、药物相关性、代谢性（如尿毒症、黏液腺瘤等）疾病。本例患者无相关病史，不考虑该情况。

诊治经过：入院后予以"头孢曲松 2 g，qd"治疗。血常规示 WBC 9.2×10^9/L，N% 72.2%，Hb 129 g/L，PLT 339×10^9/L（表 16-3）。ESR 72 mm/h ↑。凝血全套 +D- 二聚体：纤维蛋白原 839 mg/dL，D- 二聚体 864 ng/mL ↑。大生化：总蛋白 68.7 g/L，白蛋白 30.9 g/L ↓，AST 31 IU/L，ALT 28 IU/L，碱性磷酸酶 257 IU/L，GGT 234 IU/L，葡萄糖 8.05 mmol/L，hs-CRP 154.58 mg/L ↑。肥达反应：伤寒 H 1 ∶ 80，伤寒 O 1 ∶ 80。T-SPOT（γ 干扰素释放试验）2.985（++）。

表 16-3 患者 2018 年 6 月 14—20 日住院诊治期间炎症指标变化

时间	WBC/ (×10⁹/L)	N/%	M/%	CRP/ (mg/L)	PCT/ (ng/mL)	ESR/ (mm/h)
2018 年 6 月 23 日	9.2	72.2	16.9	154.88	–	72
2018 年 6 月 25 日	10.4	77.1	13.8	116.13	0.21	–
2018 年 6 月 29 日	14.4	88.5	4.2	38.69	–	61
2018 年 7 月 3 日	10.1	73.2	8.6	14.45	–	–

自身抗体、抗中性粒细胞抗体、抗基底膜抗体阴性。体液免疫：IgA 6.14（0.852 ～ 3.850）↑。TORCH 感染全套检测：巨细胞病毒抗体 IgG 1939.46 AU/mL ↑，单纯疱疹病毒 Ⅰ 型抗体 IgG 441.21 AU/mL ↑。大便常规＋隐血、尿常规、心肌肌钙蛋白 Ⅰ 测定、N 末端脑钠肽前体检测未见明显异常。

2018 年 6 月 22 日心电图：①窦性心动过速（105 次 / 分）；②T 波改变。心脏超声如图 16-3。

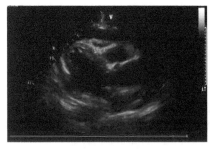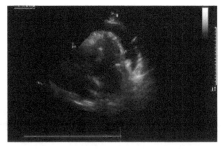

左房增大，余各房室内径正常范围，左室壁增厚，运动欠协调，收缩幅度正常。各瓣膜形态、结构、启闭运动未见明显异常。大动脉关系、内径正常。舒张期心包腔可见液性暗区，前心包约 12 mm，后心包约 9 mm，左室侧壁侧方约 21 mm，右室侧壁侧方约 14 mm。多普勒检查：二尖瓣前向血流速度 A 峰大于 E 峰，主动脉瓣可见微量反流。TDI：二尖瓣环前向运动速度 A' 峰大于 E' 峰。

图 16-3 心脏超声

对患者入院后完善相关检查，予"头孢曲松钠 2 g，ivgtt，

qd""阿奇霉素肠溶胶囊 0.5 g, po, qd"（2018 年 6 月 22—25 日）抗感染治疗，同时予降血糖、利尿、补钾等对症支持治疗。2018 年 6 月 25 日，行心包腔超声引导穿刺：心包积液超声引导下穿刺置管引流（图 16-4）。

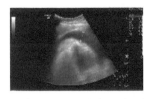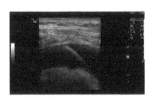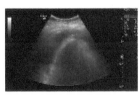

超声引导：平卧位，移行扫描查心包腔内探及液性暗区，舒张期前心包约 9 mm，后心约 14 mm，心尖部约 20 mm。常规消毒铺巾，2% 利多卡因局部浸润麻醉，超声引导下通过导丝法穿刺置管，穿刺液为淡红色液体，将导管固定于胸壁，接引流袋引流。术中顺利，患者未诉不适。

图 16-4 心包积液超声介入下穿刺引流

2018 年 6 月 25 日穿刺液常规（心包积液）：细胞总数 1700 个 /μL ↑、单核细胞 80% ↑、多核细胞 20% ↑。穿刺液生化（心包积液）：总蛋白 55 g/L ↑，葡萄糖 6.59 mmol/L，ADA 60 U/L ↑，LDH 704 IU/L ↑，hs-CRP 97.75 mg/L ↑。肿瘤标志物（心包积液）：糖类抗原 125 208.3 U/mL ↑。一般细菌涂片检查（心包积液）：G 染色未找到细菌，涂片找抗酸杆菌（心包积液）阴性。结核分枝杆菌 rpoB 基因和突变检测：X-pert 结核分枝杆菌阳性、利福平敏感。住院一般细菌培养鉴定药敏（心包积液）：培养 5 天无细菌生长。结合化验结果，考虑诊断为结核性心包积液，本例患者两侧胸腔少量积液、左肺上叶尖后段胸膜下结节，需考虑其为肺源性的，但患者无咳嗽咳痰，胸腔积液少量，无法进一步明确。结核科医师会诊后，6 月 26 日予患者 2HRZE（"异烟肼片 0.3 g, po, qm"+"利福平 0.45 g, po, qm"+"乙胺丁醇 0.75 g, po, qm"+"吡嗪酰胺

0.5 g，bid"）/10HRE 方案诊断性抗结核，"泼尼松片 30 mg，po，qm"（每 10 天减 5 mg）抗感染，"复方甘草酸苷片"护肝治疗（图 16-5）。6 月 26 日复查心包超声：舒张期前心包约 4 mm、后心包约 5 mm，予以拔除引流管。后结核科定期随诊，心包积液完全消失。6 月 27 日，心包积液细胞学病理：（心包液细胞块）见大量淋巴细胞，未找到癌细胞（图 16-6）。

图 16-5　住院期间体温和用药情况

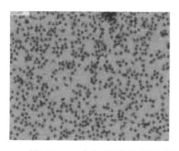
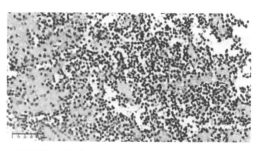

图 16-6　心包积液病理结果：见大量淋巴细胞，未找到癌细胞（HE×10）

相关知识点：

心包积液病因多种多样，取决于流行病学背景、患者人群和临床情况。简单来分主要有感染性和非感染性的病因（表16-4）。在发达国家，病毒感染通常是心包炎最常见的病因，结核性心包炎占心包疾病比例不到4%；而在有结核病流行的国家和发展中国家，结核菌感染则是心包疾病最常见的病因，在我国，结核性心包炎占心包疾病的21.3%～35.8%。

结核性心包炎常继发于身体其他部位的结核病灶。常见的侵犯途径有：①血行播散：其他组织器官的结核分枝杆菌经血行途径播散致病，多发在粟粒性肺结核或结核性多浆膜腔炎的基础上；②淋巴播散：其他部位的结核分枝杆菌可循淋巴逆流至心包膜致病；③直接蔓延播散：邻近器官结核病灶（如肺结核、胸内淋巴结结核和结核性胸膜炎）直接蔓延而来。

结核分枝杆菌侵犯心包后大量繁殖，使脏层和壁层心包充血、渗出，随后人体产生超敏反应，渗出增多，成为浆液纤维蛋白渗液；随后液体被吸收，大量纤维细胞沉积覆盖心包，病变进入亚急性期，此期心包表现出典型的肉芽肿炎症；随后成纤维细胞增多，病变进入慢性期，纤维组织和胶原代替肉芽肿，纤维和蛋白质形成条索在心包腔内成为分隔，纤维组织沉积于心包壁层和脏层使其粘连，最终导致缩窄性心包炎，心包可增厚3～5 mm，甚至10 mm，心包可发生钙化，钙化纤维瘢痕可紧紧包绕和压迫心脏、大血管。

心包积液的临床表现根据积液的速度不同而不同。大部分心包积液患者无症状，由于其他原因做X线片或超声心动图检查时，才被偶然发现。少数患者心包积液迅速积聚，短时间内

表 16-4　心包积液病因

感染性因素	病毒		肠道病毒（柯萨奇病毒、埃可病毒），疱疹病毒（EB病毒、巨细胞病毒、人类疱疹病毒-6），肠病毒、细小病毒 B_{19}
	细菌		结核分枝杆菌（常见，其他细菌少见）；柯克斯体属、疏螺旋体、肺炎球菌、脑膜炎双球菌、淋病球菌、链球菌、葡萄球菌、嗜血菌属、衣原体、支原体、军团菌、钩端螺旋体、利斯特菌属、普鲁威登菌属
	真菌（很罕见）		组织包浆菌属（更有可能见于免疫功能健全患者），曲霉菌、念珠菌、芽生菌（更有可能见于免疫功能不全患者）
	寄生虫		棘球绦虫、弓形虫
	自身免疫（常见）		系统性自身免疫和自身炎症性疾病（SLE、干燥综合征、类风湿性关节炎、硬皮病），全身性血管炎，性多血管炎或对敏感性肉芽肿、主动脉弓综合征、白塞综合征、结节病、家族性地中海热、炎症性肠病、Still病
	肿瘤		原发性肿瘤（罕见，最重要的是心包间皮瘤）；继发性转移性肿瘤（常见，最重要的是肺癌、乳腺癌和淋巴瘤）
	代谢性		尿毒症、黏液性水肿、神经性厌食、其他罕见
非感染性因素	创伤性和医源性	早期发病（罕见）	直接损伤（胸部穿通伤、食道穿孔）
			间接损伤（胸部非穿通伤、放射损伤）
		延期发病	心包损伤综合征（常见），如心肌梗死后综合征、创伤后、心包切开术后综合征，包括医源性创伤（如冠脉介入治疗、起搏器导线插入和射频消融）
	药物相关（罕见）		狼疮样综合征（普鲁卡因胺、肼屈嗪、甲基多巴、苯妥英钠，可引起心包心肌炎）；抗肿瘤药物（常伴有一种心肌病，可引起心包心肌炎，多柔比星、柔红霉素、胞嘧啶阿糖核苷、5-氟尿嘧啶、环磷酰胺），青霉素过敏性心包炎伴嗜酸性粒细胞增多症；胺碘酮、二甲麦角新碱、美沙拉嗪、氯氮平、米诺地尔、丹曲林、保泰松、噻嗪类利尿剂、链霉素、硫尿嘧啶、对氨基水杨酸、磺胺类药物、环孢霉素、溴隐亭、儿种疫苗、粒细胞-巨噬细胞集落刺激因子、抗-TNF制剂
	其他	常见的	淀粉样变、主动脉夹层、肺动脉高压和慢性心力衰竭
		不常见的	先天性部分或完全心包缺如

笔记

引起心包内压升高和明显的心包填塞。心包积液的典型症状包括劳力性呼吸困难、端坐呼吸、胸痛、腹胀等。此外，患者有由于局部受压引起的相应症状，如恶心（横膈膜）、吞咽困难（食道）、声音嘶哑（喉返神经）和呃逆（膈神经）等。非特异的症状包括咳嗽、虚弱、疲乏、厌食和心悸等。发热是一种非特异的征象，可能与感染性或免疫介导性（系统炎症性疾病）心包炎相关。

心包积液或心包组织切片找到结核杆菌是诊断结核性心包积液确诊依据，具体方法有涂片找结核杆菌、结核杆菌培养或PCR（X-pert MTB/RIF）法等。结核性心包积液结核杆菌的检出率不高，因此，对于结核流行地区内，有其他部位结核、心包积液细胞以淋巴细胞为主、心包积液 ADA 升高、T-SPOT 阳性和（或）抗结核治疗有效，都可以疑似诊断为结核性心包积液。

肺外心包结核的有效治疗方案为利福平、异烟肼、乙胺丁醇、吡嗪酰胺（2 个月），后序贯以异烟肼联合利福平（4 个月），总疗程为 6 个月。治疗 ≥ 9 个月不能提供更好的结果，反而带来治疗费用增加和顺应差的缺点。

结核性心包积液渗出后在 6 个月内即可形成缩窄性心包炎，有文献报道，含利福平的抗结核方案可以减少 17% ～ 40% 缩窄性心包炎的发生风险。此外还有研究表明，大剂量辅助性泼尼松龙可使缩窄性心包炎发生率降低 46%。因此，规范的抗结核治疗、心包腔内尿激酶纤溶治疗、糖皮质激素治疗是根治结核分枝杆菌、减少积液渗出、降低心包缩窄发生率的重要手段。

结核性心包积液的预后与诊断时间的早晚、治疗方案的合理与否、是否进行预防缩窄性心包炎治疗等有关，患者死因包括早期严重感染、心包填塞或晚期心血管并发症。在发展中国家和结核流行地区，结核性心包炎患者在明确诊断后 6 个月病死率高达 17% ~ 40%。

综上，结核性心包积液的病因诊断是基础，应包含流行病学、病史、影像学检查、理化检查、介入性心包诊断技术等（各影像检查技术的优缺点见表 16-5），必要时予以组织病理检查提高诊断率。结核性心包积液的处理以病因治疗和介入性心包治疗技术缓解症状、降低心包缩窄的远期发病率为主。

表 16-5 心包积液影像学诊治优缺点

		超声心动图	计算机断层扫描（CT）	心脏磁共振
急性心包炎		部分患者表现正常 心包层增厚，高反射回声 不同程度心包积液 伴或不伴心包内纤维束 心肌心包炎时室壁运动异常	心包层增厚，伴增强 整个心包异常 不同程度的心包积液 伴或不伴心包内纤维束	心包层增厚 较强的心包强化信号伴或不伴心包内纤维束 心肌心包炎患者出现心肌增强 由于心包顺应性下降，实时电影 CMR 出现吸气性室间隔变平
心包积液		心包囊内液体聚集 整个心动周期内均存在心包无回声区液体分布 半定量评估积液的严重程度	心包囊内液体聚集 心包囊内液体宽度 > 4 mm 被认为是异常时的液体 对于显示局灶性积液有优势，并且可对积液准确定量 可利用 CT 密度（HU）值判断积液性质：单纯积液（0 ~ 20 HU）；蛋白性 / 出血（> 20 HU）；如果 HU 值极高，考虑心包渗漏（如主动脉夹层破裂）；乳糜样心包炎：阴性 HU 值 心包层厚度可正常：如果增厚并强化怀疑炎症；如果增强并钙化排除缩窄性心包炎 可能与心包填塞相关	心包囊内液体聚集 心包囊内液体宽度 > 4 mm 被认为是异常时的液体 对于显示局灶性积液有优势，并且可对积液准确定量 心包层厚度可正常：如果增厚并强化怀疑炎症 对于评估心脏其他组织具有优势，包括心肌组织和瓣膜 可能与心包填塞相关

总结和思考

本例患者以"发热"急性起病，心包积液进行性增多，伴胸闷，疾病发展期间出现阵发性心房颤动，无恶性肿瘤、甲状腺功能亢进依据，左氧氟沙星治疗有效，哌拉西林钠他唑巴坦钠、亚胺培南西司他丁钠治疗无效，需高度怀疑结核性心包积液可能，最终超声引导下心包积液穿刺液 X-pert 阳性，证实诊断。因此，对于不明原因心包积液，排除肿瘤、甲状腺功能亢进等因素后，一定要注意排查结核。

（作者：杨小燕、曾呈军；审核：蔡挺）

参考文献

1. 曹仕鹏，傅满姣. 40 例结核性心包炎临床分析. 临床肺科杂志，2015，20（4）：586-588.

2. ADLER Y, CHARRON P. The 2015 ESC Guidelines on the diagnosis and management of pericardial diseases. Eur Heart J，2015，36（42）：2873-2874.

3. 徐成胜，吴勇波，何涛，等. 心包积液住院患者的病因分析（附 384 例报告）. 临床心血管病杂志，2008，24（10）：794-795.

4. 王创畅，吴伟，魏伟超. 症状性大量心包积液的病因和诊治及预后研究进展. 中国全科医学，2016，19（35）：4403-4407.

5. 杨梅，王勇. 105 例结核性心包炎的治疗分析. 临床肺科杂志，2014，19（9）：1649-1651.

病例 17
以"发热"为初发表现的反应性关节炎一例

病情介绍

患者，女性，51 岁，以"发热半个月"为主诉于 2018 年 10 月 29 日入住我科。

现病史： 患者半月前无明显诱因出现发热，具体体温不详，伴腹泻，解黄色稀糊状便，3 ~ 4 次 / 日，无黏液脓血便，无里急后重，感腹部酸胀、乏力，无腹痛，无恶心呕吐，无头晕黑蒙、胸闷气促、胸痛心悸、尿频、尿急、尿痛、关节肿痛、皮疹瘀斑等不适，后至我院门诊查血常规示 WBC、CRP 升高，以"左氧氟沙星针 0.3 g，ivgtt"抗感染 1 次，后自行在家口服"左氧氟沙星片"4 天，自述腹泻逐渐好转，体温反复波动在 37.5 ~ 38.2 ℃，于当地社区医院以"硫酸异帕米星针 0.4 g， ivgtt"抗感染 8 天，体温未见正常，再次来我院就诊，完善相关检查后为进一步诊治，拟"发热"于 2018 年 10 月 29 日入院。

既往史： 有高血压病 10 余年，最高血压 160/110 mmHg，长期服用"替米沙坦片 80 mg，po，qm"降压治疗，自述目前血压控制尚可。有高脂血症 1 年，长期服用"阿托伐他汀钙片 20 mg，po，qn"降脂治疗，目前血脂控制不详。10 余年前因子宫内膜异位症于宁波某医院行子宫切除术，术后恢复可。

查体： 脉搏 80 次 / 分，呼吸 18 次 / 分，血压 100/51 mmHg，体温 37 ℃。情绪心理稳定，体重 51 kg，身高 1.6 m，BMI 19.92 kg/m^2（正常）。神志清，口唇无明显发绀，锁骨上、腋下、全身浅表淋巴结未触及肿大，皮肤巩膜无黄染，颈静脉无怒张，气管居中，呼吸运动无明显增强，语颤双侧无减弱，叩诊音清，双肺呼吸音清，未闻及明显干湿性啰音。心率 80 次 / 分，心律齐，未闻及明显病理性杂音。腹平软，无压痛，无反跳痛，无肌卫，未扪及包块，肝、脾肋下未及，移动性浊音阴性，肠鸣音 3 ～ 4 次 / 分。双下肢无水肿。肾区叩痛阴性，神经系统检查无殊。

辅助检查： 2018 年 10 月 17 日本院急诊血常规：WBC 11.4×10^9/L ↑，N% 74.7%，RBC 4.09×10^{12}/L，Hb 121 g/L，PLT 382×10^9/L ↑。hs-CRP 25 mg/L ↑。10 月 27 日本院急诊血常规：WBC 8.5×10^9/L，N% 66.9%，RBC 4.06×10^{12}/L，Hb 116 g/L ↓，PLT 452×10^9/L ↑。急诊生化全套：AST 15 IU/L，ALT（急）10 IU/L，肌酐（急）50 µmol/L，hs-CRP 6.85 mg/L。尿常规：白细胞 42 个 /µL，潜血 1+RBC/µL，白细胞 1+WBC/µL。腹部 CT 平扫：①胆囊周围渗出性改变考虑；②左侧

附件区低密度影；③盆腔少许积液；④膀胱壁均匀增厚；⑤肝Ⅷ段囊肿考虑。

入院诊断：①发热：感染性（？），结缔组织病（？）；②高血压病；③高脂血症。

诊治经过

诊治思路1：

患者为中年女性，以"发热、腹泻"起病，当时 WBC、CRP 升高，无特殊接触史，抗感染治疗后腹泻好转，体温仍高（表现为低热），无其他不适，查体无殊，WBC、CRP 正常，尿常规提示白细胞和尿潜血，腹部 CT 提示胆囊周围渗出性改变、膀胱壁增厚。初期首先考虑肠道感染，后腹泻好转，目前低热，需考虑以下疾病可能。

（1）感染性因素。引起感染性腹泻常见的3种病原体为沙门菌、志贺菌和弯曲杆菌，大肠杆菌、弧菌、耶尔森菌、霍乱弧菌也会引起腹泻。不同病原微生物感染表现出不同的腹泻特点：志贺菌通常引起黏液脓血便，并常伴有里急后重；弯曲杆菌、肠出血性大肠杆菌可引起血便，霍乱弧菌多引起米泔水样便，大便涂片和培养可帮助鉴别。感染性腹泻对抗菌药物如喹诺酮类敏感，一般3～5天即可痊愈。但伤寒沙门菌的疗程一般为10～14天。本例患者症状好转后再发，不完全排除伤寒杆菌感染可能，完善血培养以明确，必要时完善骨髓培养。

（2）风湿免疫性因素。许多结缔组织病常伴有发热、腹泻、尿常规异常，如 SLE、血管炎等，但多有自身抗体、ANCA 等异常，并伴随其他典型体征。当累及肾脏时，多累及肾小球，尿常规表现为白细胞、红细胞、蛋白质升高等。本例患者无皮疹和其他部位异常，尿常规提示白细胞、红细胞升高，不完全排除结缔组织病，可完善自身抗体等辅助排查。

（3）其他。许多肿瘤性疾病可伴随发热，部分肠道疾病可伴随腹泻。本例患者腹部 CT 平扫未见明显异常，必要时可完善增强 CT 评估病情。

诊治经过 1：入院后予以"哌拉西林钠他唑巴坦钠 4.5 g，q8 h"治疗。

辅助检查：尿培养和药敏示葡萄牙假丝酵母菌。血培养和药敏（需氧）：培养 5 天无细菌生长。尿常规系列：红细胞 3 个 /μL，白细胞 29 个 /μL ↑，尿蛋白阴性。血常规：WBC 8.1 × 10⁹/L，N% 66.9%，Hb 120 g/L，PLT 377 × 10⁹/L ↑。大生化：总胆红素 8.8 μmol/L，白蛋白 38 g/L ↓，AST 12 IU/L，ALT 10 IU/L，肌酐 49.4 μmol/L，尿酸 175.7 μmol/L，葡萄糖 5.42 mmol/L，肌酸激酶 MB 同工酶 13 IU/L，钾 4.06 mmol/L，hs-CRP 17.14 mg/L ↑。快速 ESR 74 mm/h ↑，PCT 0.06 ng/mL。凝血全套 +D- 二聚体：凝血酶原时间 14.7 s，活化部分凝血活酶时间 32.3 s。体液免疫功能系列：补体 C_{1q} 301.31 mg/L，免疫球蛋白 A 5.61 g/L。女肿瘤全套：铁蛋白 348.5 ng/mL ↑。RF、抗环瓜氨酸肽抗体、抗 O、甲状腺功能、自身抗体检测、抗中性粒细胞抗体、抗基底膜抗体、输血前检查 + 丙肝抗原、细胞免疫功能全套、大便常规 + 隐血无明显异常。HLA-B27 阳性。常规心电图检查示窦性心律。腹部 CT 平扫 + 增强：①胆囊底壁结节状增厚，胆囊腺肌症可能性大，建议 MRCP 增强检查，除外其他可能；胆囊壁略水肿。②肝Ⅷ段单发囊肿。③左侧附件区稍饱满，请结合超声检查。④建议必要时复查。胸部 CT 平扫：①两肺数个小结节，Lung-

RADs 2 类，建议 1 年内高分辨率 CT 复查。②两侧慢性支气管炎症改变，请结合临床；建议必要时复查。③附见：两侧甲状腺密度不均；肝内低密度灶；胆囊内密度不均；左侧肾上腺结节状增粗。常规经胸心脏彩色多普勒超声：静息状态下心内结构、功能未见明显异常。

诊治思路 2：患者发热，入院后测体温 38.5 ℃左右，WBC 正常，CRP 略高，ESR 升高明显，尿常规提示尿白细胞、尿潜血，胸腹部 CT 未见明显感染性病灶，感染性因素致病可能性小，反应性或风湿免疫性因素致病可能性大，再次追问病史，患者诉入院 1 周前有双膝关节轻微酸痛，目前酸痛有加重，查体见双膝关节肿胀、皮温升高，皮肤不红，双膝关节活动不受限。患者半月前有肠道感染病史，目前有关节肿痛、尿潜血、尿白细胞升高，考虑反应性关节炎可能，然患者 HLA-B27 阳性，需排查强直性脊柱炎。

诊治经过 2：

立即完善膝关节超声：①双膝关节髌上囊明显积液；②左侧髌上囊滑膜明显增厚；③右侧髌下深囊积液；④右侧腘窝囊肿；⑤左侧膝关节外侧半月板后角小撕裂可能。骨盆 MRI 平扫：右侧髂骨内少许骨质水肿改变，余双髋和骶髂关节 MRI 平扫未见明显异常，请结合临床，建议必要时复查。

结合病史（半个月前肠道感染病史）、症状（发热、关节痛）、检验结果（尿常规提示潜血和白细胞，ESR 明显升高，白细胞不高，CRP 略高，HLA-B27 阳性）、检查结果（关节腔积液），考虑诊断为反应性关节炎，风湿免疫科会诊后，同意目前诊断，2018 年 11 月 1 日起停"哌拉西林钠他唑巴坦钠"，加用"双氯芬酸钠肠溶片 50 mg，po，bid"治疗，11 月 3 日加用"柳氮磺吡啶肠溶片 0.75 g，po，bid"治疗。11 月 5 日双膝关节肿痛基本缓解，复查血常规：WBC 5.9×10^9/L，N% 61.7%，Hb 111 g/L，PLT 432×10^9/L ↑。快速 ESR 55 mm/h ↑。hs-CRP 1.79 mg/L。予以出院，嘱风湿免疫科门诊定期随诊。住院期间体温变化见图 17-1。

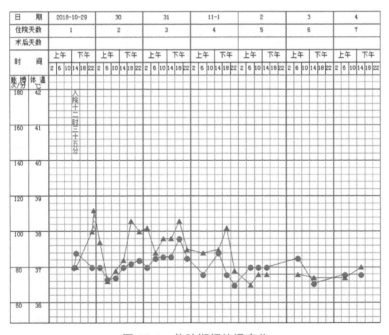

图 17-1   住院期间体温变化

相关知识点：

反应性关节炎（ReA）是一种某些特定部位（如肠道和泌尿生殖道）感染后出现的关节炎。本病主要有性传播型和肠道型 2 种起病形式。前者主要见于 20 ～ 40 岁男性，因衣原体或支原体感染泌尿生殖系统后发生。后者男女发病率基本相等，肠道感染菌多为革兰氏阴性杆菌，包括志贺菌属、沙门菌属、耶尔森菌属、弯曲杆菌属等。ReA 的发病与感染、遗传标记

（HLA-B27）和免疫失调有关，病理改变为滑膜的非特异性炎症，主要累及韧带和关节囊附着点。

ReA 患者临床表现主要为全身症状（中高热、乏力、大汗等）、关节炎、泌尿生殖道炎症、结膜炎等。①关节炎：典型的关节炎出现在尿道或肠道感染后 1～6 周，呈急性发病，多为单一关节炎，非对称性分布，主要累及膝、踝等下肢大关节，肩、腕、肘、髋关节、手和足的小关节也可被累及，受累关节呈热、肿胀、剧痛和触痛。②泌尿生殖道炎症：男性患者主要有尿频、尿道烧灼感、尿道口红肿等表现，也可出现自发缓解的出血性膀胱炎或前列腺炎，女性患者则表现为无症状或症状轻微的膀胱炎和宫颈炎，有少量阴道分泌物或排尿困难。③眼部症状：1/3 的 ReA 患者可出现结膜炎，可单侧或双侧受累，伴有无菌性的分泌物，1～4 周多可自发缓解。④其他：皮肤黏膜损伤、心脏主动脉病变和传导异常、肾小球肾炎和 IgA 肾病、系统性坏死性血管炎、血栓性浅表性静脉炎等。

ReA 患者急性期白细胞升高，ESR 增快，CRP 升高。慢性患者可出现轻度正细胞性贫血。部分患者 HLA-B27 阳性。放射学检查对于患者的疾病评价仍非常重要，在疾病的早期，放射学的表现可以是完全正常的或仅显示软组织的肿胀，当关节炎反复发作，约 20% 的患者可以出现放射学异常。炎症部位非对称的骨化是本病的特征性表现。

ReA 的诊断需满足以下 4 个方面：①外周关节炎：以下肢为主的非对称性寡关节炎。②前驱感染的证据：A. 如果 4 周前有临床典型的腹泻或尿道炎，则实验室证据可有可无；B. 如果缺乏感染的临床证据，必须有感染的实验室证据。③排除引起单或寡关节炎的其他原因，如其他脊柱关节病、感染性关节炎、莱姆病和链球菌 ReA。④ HLA-B27 阳性，ReA 的关节外表现（如结膜炎、虹膜炎，皮肤、心脏和神经系统病变等）或典型脊柱关节病的临床表现（如炎性下腰痛、交替性臀区疼痛、肌腱端炎或虹膜炎）不是 ReA 确诊必须具备的条件。

ReA 目前尚无特异性或根治性治疗方法，治疗目的在于控制和缓解疼痛、防止关节破坏、保护关节功能。其主要的治疗药物有非甾体抗炎药和糖皮质激素。当非甾体抗炎药治疗效果不佳、关节症状持续 3 个月以上或存在关节破坏的证据时，可加用柳氮磺吡啶，对于重症不缓解的患者，可试用甲氨蝶呤或硫唑嘌呤等免疫抑制剂。

总结和思考

ReA 既往被称为 Reiter 综合征、Fiessinger-Leroy 综合征等，1969 年首次被命名，目前逐渐被熟知。ReA 的预后因人而异，关节炎多在 3 ～ 6 个月缓解，75% 的患者 2 年后病情完全缓解，10% ～ 15% 的患者病程可超过 2 年，约有 20% 的患者出现外周或中轴关节炎而被迫改变职业。因此，早期诊断、规范治疗，最大限度地防止关节破坏就显得尤为重要。

（作者：杨小燕、曾呈军、顾吉娜；审核：陈琳）

参考文献

1. 中华医学会风湿病学分会 . 反应性关节炎诊断及治疗指南 . 中华风湿病学杂志，2010，14（10）：702-704.

2. 崔永虹，巩路 . 天然免疫在反应性关节炎发病机制中的作用 . 天津医药，2008，36（7）：562-564.

3. 吴震，古洁若 . HLA-B27 与强直性脊柱炎的免疫生物学发病机制研究进展 . 中华风湿病学杂志，2007，11（11）：684-687.

笔记

病例 18
以"发热待查"为表现的布鲁氏菌病一例

病情介绍

患者，男性，46岁，因"反复发热伴头痛20余天"于2019年7月4日入住我科。

现病史：患者20余天前无明显诱因出现发热，当时体温不详，伴畏寒寒战，伴头痛，以顶枕部明显，阵发性胀痛，程度中等可忍，每次发作持续时间约数小时，伴四肢酸痛、乏力，无恶心呕吐，无肢体活动障碍、抽搐，无性格改变等不适，至当地卫生院就诊，测体温39 ℃，患者诉不规律退热、止痛治疗近半个月，发热仍时有反复，头痛程度和发作频率较前加重，伴夜间盗汗，余较前相仿，遂至上级医院住院治疗。2019年6月29日查血常规：WBC 4.9×10^9/L，N% 69.1%；血生化：ALT 143 U/L，AST 116 U/L，CRP 79.9 mg/L；尿常规：尿蛋白

+；肿瘤标志物、大便常规、肥达反应、自身抗体、登革热病毒抗原抗体均无殊；腰椎穿刺示脑脊液压力 260 mmH$_2$O，脑脊液常规、生化、培养、结核杆菌抗体均阴性；头胸部 CT 未见异常，考虑感染性发热、肝功能异常，以"阿昔洛韦"抗病毒，并先后以"头孢曲松、头孢哌酮"抗感染、护肝、止痛、退热治疗 5 天，头痛、四肢酸痛稍好转，体温仍波动于 37.5～39.0 ℃，伴夜间盗汗、乏力，2019 年 7 月 3 日复查血常规：WBC 4.8 × 10^9/L，N% 72.3%；血生化：ALT 113 U/L，AST 61 U/L。CRP 82.7 mg/L，为进一步诊治，入住我科。

既往史： 既往体健。

个人史： 出生于贵州威宁彝族回族苗族自治县，1 年前来宁波工作，否认冶游史。

查体： 脉搏 78 次 / 分，呼吸 19 次 / 分，血压 138/89 mmHg，体温 37.7 ℃。神志清，皮肤巩膜无黄染，全身浅表淋巴结未触及肿大，颈抵抗存在，双肺呼吸音清，未闻及明显干湿性啰音，心率 78 次 / 分，心律齐，未闻及病理性杂音，腹平软，无压痛、反跳痛，肝、脾肋下未及，肾区无叩痛，双下肢无水肿，四肢肌力 5 级，神经系统查体无殊。

辅助检查： 两次外院查血常规见上文。

入院诊断： ①发热：感染性（？），自身免疫性（？），肿瘤（？）；②肝功能异常。

诊治经过

诊治思路：

患者为中年男性，以发热、头痛来诊，初步考虑以下疾病。

（1）颅内感染：患者头痛、发热，颈抵抗存在，外院检查

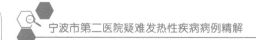
示脑脊液压力高，首先考虑颅内感染，如病毒、细菌、结核、隐球菌和其他特殊病原体等，但外院脑脊液生化、常规、培养等均阴性，必要时复查脑脊液等相关检查以助诊断。

（2）急性上呼吸道感染或流行性感冒：急性上呼吸道感染或流行性感冒亦常表现为发热、头痛、肌肉酸痛、乏力等。本例患者无免疫缺陷性疾病，虽发病初期未经规律治疗，但病程仍过长且无其他呼吸道症状，应进一步完善呼吸道相关病毒检测等以排除该病。

（3）颅内肿瘤：亦可表现出头痛、发热、脑脊液压力高，而脑脊液常规、生化无明显改变，但本例患者颅脑 CT 未发现占位灶，亦无神经系统病理症状，必要时查头颅 MRI 或 PET-CT 以助诊断。

（4）大动脉炎或巨细胞动脉炎：可表现为发热、头痛，但本例患者为发作性枕顶部痛，与之症状不符，完善自身抗体系列，必要时完善 PET-CT 以助诊断。

（5）伤寒：高热，热程长，有头痛、肝功能受损，但无皮疹、无明显循环系统症状、有神经系统中毒症状（如相对缓脉、表情淡漠、反应迟钝等），外院肥达反应阴性，必要时完善骨髓培养以明确。

（6）钩端螺旋体病：脑膜脑炎型以发热、头痛为突出表现，我国南方夏季需警惕该病，必要时完善血清学、病原学检查以明确。

（7）其他：如鼻窦炎、其他部位肿瘤、狼疮性脑病、其他病毒感染等，待进一步完善相关检查以评估。

诊治经过：

患者外院应用阿昔洛韦抗病毒，头孢曲松、头孢哌酮抗感染 5 天，头痛、四肢酸痛有所好转，但体温仍有波动，不排除抗感染疗程不足可能，入院后暂继续以"哌拉西林钠他唑巴坦钠针 4.5 g，ivgtt，q8 h""阿昔洛韦针 0.5 g，ivgtt，q8 h"抗感染等对症支持治疗，并继续完善相关检查。血常规：WBC 5.7×10^9/L，N% 65.9%，L% 24%，RBC 4.45×10^{12}/L，Hb 133 g/L，PLT 226×10^9/L。凝血功能：凝血酶原时间 12 s，活化部分凝血酶原时间 49.7 s，INR 0.95。血生化：总蛋白 67.3 g/L，白蛋白 38.1 g/L，AST 87 IU/L，ALT 125 IU/L，γ-GGT 159 IU/L，肌酐 59.7 μmol/L，钾 3.94 mmol/L，钠 135.1 mmol/L。CRP 51.06 mg/L，PCT 0.16 ng/mL，ESR 46 mm/h。肌钙蛋白 I、大便常规、尿常规、甲状腺功能、自身抗体、抗中性粒细胞抗体、抗基底膜抗体、RF、结核感染 T 细胞检测、肿瘤标志物系列无殊。心电图示窦性心律。心脏彩超示静息状态下左室舒张功能减低。

排除禁忌后于 2019 年 7 月 5 日复查腰椎穿刺术，测得脑脊液压力为 150 mmH$_2$O。脑脊液常规、脑脊液生化、脑脊液培养、脑脊液单纯疱疹病毒抗体、脑脊液涂片找抗酸杆菌、脑脊液新型隐球菌涂片均阴性。

2019 年 7 月 8 日化验室报血培养和药敏 ×2：马耳他布鲁氏菌。追问病史，患者为贵州威宁彝族回族苗族自治县人，常食用牛肉、羊肉，发病前 1 个月左右有处理网购生牛肉史。

遂于 2019 年 7 月 8 日停"哌拉西林钠他唑巴坦钠、阿昔洛韦"，改"多西环素片 0.1 g，q12 h""利福平胶囊 0.3 g，q12 h"口服抗感染治疗。2 天后患者体温在正常范围（图 18-1），头痛、

笔记

肢体酸痛、乏力缓解，市疾控中心布鲁氏菌检测阳性，患者拒绝余检查，要求出院，门诊随访。

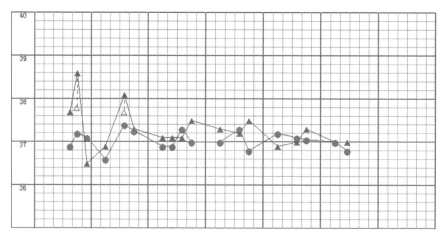

图 18-1　体温单

相关知识点：

布鲁氏菌病又称地中海弛张热、马耳他热、波浪热或波状热，是布鲁氏杆菌引起的动物源性传染病，布鲁氏杆菌属是一组无鞭毛、无芽孢、无天然质粒，革兰氏染色阴性的球状、球杆状和卵圆形的细菌，其包括 6 个种、19 个生物型，以牛、羊、猪种意义最大，羊种致病力最强，可引起暴发流行；牛种致病力最弱。人群普遍易感本病，以春末夏初为多；病畜的分泌物、排泄物、流产物和乳类，污染土壤、水源等，是人类最危险的传染源。本病病理变化极为广泛，几乎所有器官均可被侵犯，潜伏期 1 ～ 3 周，可长至数月。临床分为急性、亚急性和慢性感染，主要症状有：①发热，最常见临床表现之一，波状热是典型热型，高热时一般神志清醒，热退后自觉症状加重，为布鲁氏菌病特有。②多汗，突出症状之一，夜间或凌晨明显。③乏力，几乎所有布鲁氏菌病患者都自觉疲乏无力；通常于午后出现，清晨和上午明显减轻，大汗后加重。④疼痛，如游走型关节痛和肌肉疼痛，多为大关节持续性钝痛，过劳或气候变化加重。侵犯中枢神经系统临床上无特异症状，以发热、头痛为著，其次多有恶心、呕吐、多汗、关节肌肉疼痛、双下肢无力等。布鲁氏菌病诊断应结合临床表现、暴露史、职业和既往感染史。实验室诊断工具有病原培养、血清学检查和聚合酶链式反应（PCR）等。虽然病原培养为诊断布鲁氏菌病的金标准，但布鲁氏菌培养阳性率不到 50%，其中脑脊液培养阳性率不足 20%，故布鲁氏菌病诊断需结合血清学指标、临床症状、暴露史综合判断。其治疗方案包括利福平（600 ～ 900 mg/d）+ 多西环素（200 mg/d）、四环素（2 g/d）+ 链霉素（1 g/d）、左氧氟沙星（400 mg/d）+ 利福平（600 mg/d），疗程 6 周，孕妇和小于 8 岁儿童推荐利福平联合复方磺胺甲噁唑片或庆大霉素或奈替米星，合并中枢系统感染和布鲁氏菌心内膜炎（需同时行换瓣）者，疗程延长至 6 ～ 9 个月。

总结和思考

回顾病例，本例患者有发热、四肢酸痛、乏力、夜间盗汗、头痛，均符合布鲁氏菌病特点，医师却并未联想到本病，而是继续完善相关血清学检查。若非血培养检出布鲁氏菌，本例患者很可能被误诊、漏诊。本例患者为贵州威宁彝族回族苗族自治县人，后追问病史，发现患者常食用牛肉、羊肉，发病前 1 个月左右有处理网购生牛肉史的线索，再次体现了问诊的重要性。布鲁氏菌病的临床表现、脑脊液检查均缺乏特异性，典型热型亦非所有患者均有，有学者指出布鲁氏菌病出现波状热与非波状热的比例约为 2.6 : 1，极易被误诊、漏诊。我国布鲁氏菌病疫情自 20 世纪 90 年代逐渐升高，至 21 世纪升高趋势愈加明显，且全国人员流动性大、网购便利，布鲁氏菌病的诊治应引起重视，一经确诊，目前治疗方式均安全有效，治愈率高。

（作者：曹红超、顾吉娜；审核：陈琳）

参考文献

1. 中华人民共和国卫生部 . 布鲁氏菌病诊疗指南（试行）. 传染病信息，2012，25（6）：323-324，359.

2. 李钊，张友文，姜鲁宁 . 72 例布鲁菌病患者临床特征分析 . 中华地方病学杂志，2018，37（10）：822-825.

3. 《中华传染病杂志》编辑委员会 . 布鲁菌病诊疗专家共识 . 中华传染病杂志，2017，35（12）：705-710.

4. 李兴旺，杨依兰 . 我国急性非复杂性布鲁菌病治疗现状分析 . 中华传染病杂志，2019，37（9）：527-530.

5. SHI Y, GAO H, PAPPAS G, et al. Correction：clinical features of 2041 human brucellosis cases in China. PLoS One, 2019, 14（6）：e0219110.

6. HARRISON E R, POSADA R. Brucellosis. Pediatr Rev, 2018, 39（4）：222-224.

7. FATANI D F, ALSANOOSI W A, BADAWI M A, et al. Ceftriaxone use in brucellosis：A case series. IDCases, 2019, 18：e00633.

病例 19
以"脓毒性肺栓塞"为表现的感染性心内膜炎一例

病情介绍

患者，女性，45 岁，因"发热 12 天"于 2019 年 10 月 29 日入院。

现病史： 患者 12 天前无明显诱因出现发热，最高体温 38.9 ℃，无畏寒寒战，稍有咳嗽，为干咳，有乏力、头胀、腰部和双下肢不适，先自行服用头孢类口服药，后至当地医院就诊、住院，先后以"左氧氟沙星针、硫酸异帕米星针、哌拉西林钠他唑巴坦钠针"抗感染（总住院 4 天），体温仍在 38 ℃左右。

既往史： 既往体健。

查体： 体温 37.4 ℃，心率 90 次 / 分，呼吸 18 次 / 分，血压 117/72 mmHg。神志清，精神可，心肺听诊未闻及明显异常，神经系统查体无异常。

辅助检查：2019年10月25日外院血常规：WBC 6.2×10^9/L，N% 91%，Hb 117 g/L，PLT 138×10^9/L；CRP 102.4 mg/L；胸部 CT 平扫示右肺胸膜下多发环形高密度影（图19-1）。10月27日 ESR 101 mm/h；PCT 1.27 µg/L；CRP 80.32 mg/L。10月28日腰椎 MRI 平扫：L_1 椎体内小血管瘤，$L_{4\sim5}$、$L_5 S_1$ 椎间盘轻度膨出，附见 T_{12} 椎体内异常信号灶，考虑血管瘤；肝胆胰脾、泌尿系 B 超示肝囊肿；CRP 41.47 mg/L；尿常规、凝血功能+D-二聚体、乙肝三系＋丙肝、RF、抗 O、呼吸道病毒抗体、登革热检测、血培养阴性。

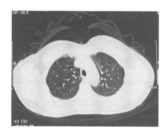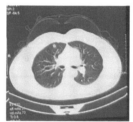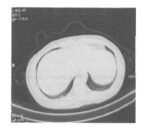

图 19-1 外院胸部 CT 可见右肺胸膜下多发环形高密度影

入院诊断：①发热：感染（？），非感染（？）；②肺部空洞；③肝囊肿；④ $L_{4\sim5}$、$L_5 S_1$ 腰椎间盘突出。

诊治经过

诊治思路：患者为短期发热的中年女性，无特殊接触史和外地旅居史，目前寻找发热原因的重要临床线索为肺部影像异常，需考虑：①肺部感染：特别是隐球菌感染，可表现为胸膜下结节、小空洞，肺部症状轻；②肺转移瘤：胸膜下结节，边界清，需评估有无其他肿瘤性病灶；③朗格汉斯细胞组织细胞增生症：肺部可表现为弥漫分布的囊腔与散在的结节影并存。但本例患者的发热与肺部影像异常一定相关吗？我们在完善胸部高分辨率 CT 同时（图 19-2），仍需寻找其他原因。

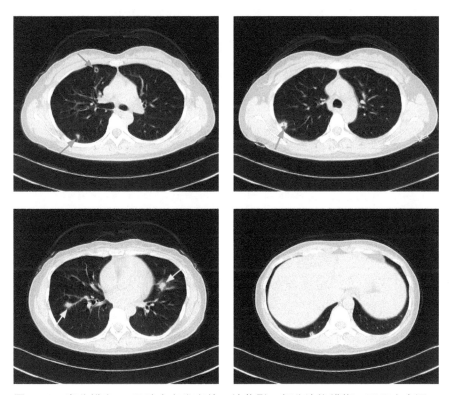

图 19-2 　高分辨率 CT 示肺内多发斑片、结节影，部分边缘模糊，可见小空洞。
蓝色箭头为胸膜下病变，黄色箭头为沿支气管血管束病变

入院后辅助检查：2019 年 10 月 30 日血常规示 WBC 6.8 ×
10^9/L，N% 74%，Hb 98g/L，PLT 287 × 10^9/L；生化：ALB 33.9 g/L，
CRP 35.01 mg/L；PCT 0.2 ng/mL；ESR 108 mm/h；Th_1/Th_2：
IL-6 12.75 pg/mL；凝血功能 +D- 二聚体：凝血酶原时间 14.3 s，
D- 二聚体 706 ng/mL。血隐球菌荚膜多糖抗原阴性。ANA/
ANCA、RF、抗 O、HLA-B27、肿瘤标志物阴性。体液免疫示
C_3 1.63 g/L，C_4 0.41 g/L。全腹 CT 平扫示肝囊肿。心脏彩超示
三尖瓣少量反流、舒张功能降低。

影像学诊断：入院后检查评估，患者发热原因与肺部影像

异常有关，需考虑：①肺隐球菌病：两肺散在斑片、结节影，有小空洞，部分有晕征，影像学检查符合。②细菌性肺炎，如金黄色葡萄球菌肺炎：分为原发和继发，继发常为血行播散而至，临床表现重，与本例患者不相符。原发呼吸道症状表现重，高热，咳黄脓痰，而本例患者肺部症状轻，不符合，金黄色葡萄球菌肺炎的胸部CT可表现为炎性浸润灶，坏死、空洞、脓气胸等。③非感染性疾病，如ANCA相关性血管炎：胸部CT可表现为沿支气管血管束分布的斑片、结节影，可有空洞，但一般空洞不规则，壁厚薄不一。临床首先考虑肺隐球菌病，目前血隐球菌荚膜多糖抗原阴性，完善支气管镜检查未见明显异常。气管镜肺泡灌洗液隐球菌荚膜多糖抗原阴性；涂片找细菌、真菌和培养阴性。

诊治经过1：入院后完善检查，未予药物治疗，体温波动在37.4～37.6 ℃，住院第4天体温高峰明显上升，第5天（2019年11月3日）出现畏寒寒战、高热，最高体温39.6 ℃，WBC $13.6×10^9$/L，CRP 118.33 mg/L，采双侧双瓶血培养后以"哌拉西林钠他唑巴坦钠针4.5 g，ivgtt，q8 h"抗感染。血培养24小时不到，4瓶均报阳，为革兰氏阳性球菌，予停用哌拉西林钠他唑巴坦钠针，改"利奈唑胺片0.6 g，po，q12 h"抗感染。2019年11月5日双侧双瓶血培养结果为MSSA。

问题1：患者双侧双瓶血培养结果为MSSA，肺部病灶考虑原发还是继发？

患者多发胸膜下病变，首先考虑继发，再次心脏听诊，二尖瓣区可闻及2级收缩期吹风样杂音，联系心脏彩超室复查心脏彩超，有阳性发现（图19-3）。

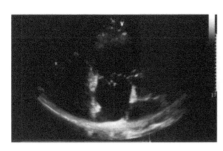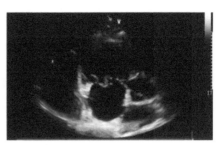

图 19-3　三尖瓣前瓣脱垂伴中等量反流，腱索断裂伴赘生物形成
（11 mm×6 mm），轻度肺动脉高压

最终诊断：感染性心内膜炎（右心感染性心内膜炎 MSSA）、脓毒性肺栓塞。

相关知识点：脓毒性肺栓塞诊断标准：局灶或多灶性肺浸润影；存在可作为脓毒性栓子来源的活动性肺外感染灶；排除其他可能引起肺浸润影的疾病；经恰当的抗菌药物治疗，肺浸润影吸收。

问题 2：MSSA 引起的右心感染性心内膜炎该如何选择药物？

根据 2014 年《成人感染性心内膜炎预防、诊断和治疗专家共识》推荐，MSSA 心内膜炎推荐应用"氟氯西林 2 g，ivgtt，q（4～6）h"，但我院无氟氯西林针，考虑右心金黄色葡萄球菌心内膜炎是达托霉素的绝对适应证，2019 年 11 月 6 日起以"达托霉素针 500 mg，ivgtt，qd"＋"阿莫西林克拉维酸钾针 1.2 g，ivgtt，q8 h"治疗，患者体温、炎症指标下降（表 19-1）。

表 19-1　入院后炎症指标变化

时间	WBC/（×10⁹/L）	CRP/（mg/L）	PCT/（ng/mL）
2019 年 10 月 30 日	6.8	35.01	0.2
2019 年 11 月 2 日	13.6	118.33	0.39
2019 年 11 月 6 日	5.8	52.96	—

诊治经过2：患者心脏赘生物＞1 cm，请心胸外科会诊，考虑有手术指征，建议充分抗感染后择期手术，患者与家属商议后转上级医院进一步就诊。上级医院以"达托霉素针500 mg，ivgtt，qd"＋"利奈唑胺针600 mg，ivgtt，q12 h"抗感染，查经食道心脏彩超，2019年11月12日赘生物为10 mm×7 mm，11月21日赘生物为8 mm×3 mm，查胸部CT病灶吸收（图19-4），回地方医院继续诊治。

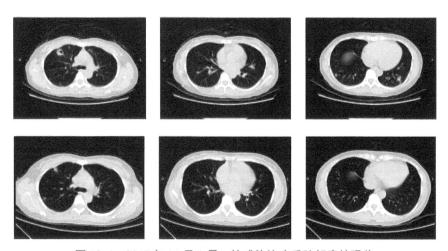

图19-4　2019年11月9日，抗感染治疗后肺部病灶吸收

相关知识点：在感染性心内膜炎中，右心感染性心内膜炎占5%～10%，主要发生于静脉吸毒者，其他危险因素有应用起搏器、中心静脉导管，或有先天性心脏病、冠心病；病原学方面，金黄色葡萄球菌占60%～90%；住院死亡率为7%。非静脉成瘾者的右心感染性心内膜炎住院死亡率、外周栓塞和心脏手术与左心心内膜炎无统计学差异。在本病例中，我们未发现患者存在明显的高危因素。右心感染性心内膜炎所致肺部阴影，胸部CT主要表现为片状阴影和结节影，呈多发、散在分布，以胸膜下区为主，考虑为右心赘生物或其碎片形成的感

染性栓子反复脱落，进入肺动脉系统后，间断、反复栓塞不同阶段的细小动脉分支，并以末梢动脉分支为主，造成病灶的多发、迁延，部分病灶呈游走性改变。

问题 3：我院住院治疗方案为达托霉素 + 阿莫西林克拉维酸钾针，而外院选择达托霉素 + 利奈唑胺针，MSSA 引起的右心感染性心内膜炎该如何治疗？患者最终未行手术治疗，恢复良好，右心感染性心内膜炎的具体手术指征有哪些？

2015 年欧洲心脏病学会指南指出，右心心内膜炎在下述情况中可选择 2 周标准单用苯唑西林或氯唑西林治疗：① MSSA；②感染治疗反应好；③无感染转移灶或脓胸；④无心脏或心外并发症；⑤无人工瓣膜或左侧瓣膜感染；⑥赘生物 < 2 cm；⑦无严重的免疫抑制。而在下述情况中，需选择 4 ～ 6 周抗菌药物治疗：①抗菌药物治疗反应慢（> 96 小时血培养仍阳性）；②合并右心衰；③赘生物 > 2 cm；④肺外脓肿或脓胸；⑤心外并发症；⑥不耐酶青霉素治疗；⑦起搏器合并免疫抑制剂；⑧合并左侧感染性心内膜炎。达托霉素是环脂肽类抗生素，其作用机制为通过扰乱细胞膜对氨基酸的转运，从而阻碍细菌细胞壁肽聚糖的生物合成，改变细胞膜的性质；通过破坏细菌的细胞膜，使其内容物外泄而达到杀菌的目的。达托霉素对于起搏器相关性感染性心内膜炎和耐甲氧西林的金黄色葡萄球菌引起的感染性心内膜炎有一定优势，推荐高剂量方案（≥ 10 mg/kg），对于 MSSA 引起的右心感染性心内膜炎，其与标准治疗方案相比较无劣势。右心感染性心内膜炎的手术指征存在争议，2015 年欧洲心脏病学会指南指出以下几种情况则考虑手术治疗：①在合适的抗菌药物治疗后仍然无法根除微生物，或者菌血症仍持

185

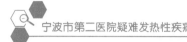

续，超过 7 天；②反复出现肺栓塞，瓣膜赘生物＞ 20 mm，不管是否合并右心衰；③继发于重度三尖瓣反流的右心衰，且利尿剂治疗效果较差。

总结和思考

这是一个以"脓毒性肺栓塞"为首要表现的右心感染性心内膜炎，症状、体征、影像学表现均不典型，诊断有一定难度。起初从肺部影像入手，临床首先考虑肺隐球菌病，但观察患者病情，肺部影像进展快、炎症指标高、ESR 增高明显、贫血、抗菌药物治疗有效，均不是肺隐球菌病能解释的。通过此病例，给笔者最深的感触有 2 点：①需全面、理性地分析病情；②发热伴肺多发环形病变需想到脓毒性肺栓塞的可能。

（作者：顾吉娜、邱立艳、金鹏锋、钱勤斌；审核：陈琳）

参考文献

1. COOK R J, ASHTON R W, AUGHENBAUGH G L, et al. Septic pulmonary embolism: presenting features and clinical course of 14 patients. Chest, 2005, 128（1）: 162-166.

2. 中华医学会心血管病学分会，中华心血管病杂志编辑委员会. 成人感染性心内膜炎预防、诊断和治疗专家共识. 中华心血管杂志，2014，42（10）：806-816.

3. FRONTERA J A, GRADON J D. Right-side endocarditis in injection drug users: review of proposed mechanisms of pathogenesis. Clin Infect Dis, 2000, 30: 374-379.

4. LEE M, CHANG S A, CHOI S H, et al. Clinical features of right-sided infective endocarditis occurring in non-drug users. J Korean Med Sci, 2014, 29（6），776-781.

5. WEIFANG W, YE S, CHEN G H. Right-sided infective mural endocarditis

complicated by septic pulmonary embolism and cardiac tamponade caused by MSSA. Heart Lung, 2018, 47（4）: 366-370.

6. 武静, 张庆宪, 邢丽华. 感染性心内膜炎伴脓毒性肺栓塞的临床特征分析. 中华医学杂志, 2019, 99（10）: 775-777.

7. HABIB G, LANCELLOTTI P, ANTUNES M J, et al. 2015 ESC Guidelines for the management of infective endocarditis. Eur Heart J, 2015, 36（44）: 3075-3128.

8. 达托霉素临床应用专家意见编写专家组, 中国研究型医院学会感染性疾病循证与转化专业委员会. 达托霉素临床应用专家意见. 中国感染控制杂志, 2019, 18（11）: 989-1003.

9. FOWLER V G JR, BOUCHER H W, COREY G R, et al. Daptomycin versus standard therapy for bacteremia and endocarditis caused by Staphylococcus aureus. N Engl J Med, 2006, 355（7）: 653-665.

病例 20
以"全身水肿、发热"为临床表现的缓解性血清阴性对称性滑膜炎伴凹陷性水肿综合征一例

病情介绍

患者，女性，78 岁，因"全身多处肿痛 10 余天，发热 7 天"于 2019 年 10 月 29 日入住我科。

现病史： 患者 10 余天前无明显诱因出现全身多处肿痛，以头面部、双手、双下肢为著，双下肢呈对称性凹陷性水肿，伴全身关节肌肉疼痛，持续性酸痛，不剧，无畏寒发热，无尿量减少，无肉眼血尿、泡沫尿，无胸闷气促，无腹痛腹泻，无全身皮疹等，未诊治。7 天前在以上症状的基础上出现发热，体温波动于 38.0～38.8 ℃，伴畏寒寒战，至当地医院就诊，查血常规：WBC 4.3×10^9/L，N% 85.5%，CRP 13.6 mg/L；尿常规无殊；泌尿系超声未见明显异常。为进一步诊治来我院就诊。

既往史： 既往体健。

个人史：出生于宁波余姚，否认外地久居史，否认近期旅行史，否认不洁性生活史。

查体：脉搏 92 次 / 分，呼吸 18 次 / 分，血压 154/68 mmHg，体温 38 ℃。神志清，全身浅表淋巴结未触及肿大，皮肤巩膜无黄染，甲状腺未触及肿大，两肺呼吸音粗，双下肺闻及少许湿性啰音，心率 92 次 / 分，心律齐，未闻及病理性杂音，腹平软，无压痛、反跳痛，肝、脾肋下未及，肾区无叩痛，面部、双侧手背、双下肢中度水肿，四肢关节和肌肉轻压痛，神经系统查体无殊。

辅助检查：2019 年 10 月 29 日当地医院血常规：WBC 4.3×10^9/L，N% 85.5%，Hb 108 g/L，PLT 187×10^9/L。血生化：白蛋白 37.7 g/L，AST 27 U/L，ALT 14 U/L，肌酐 52 μmol/L，尿素氮 2.74 mmol/L，钾 4.56 mmol/L，钠 139.9 mmol/L。hs-CRP 13.6 mg/L。尿常规：尿蛋白阴性，潜血阴性，尿白细胞阴性。泌尿系超声：双肾输尿管膀胱未见明显异常。

入院诊断：发热：类风湿性关节炎（？），风湿性多肌痛（？），感染性（？）。

诊治经过

诊治思路 1：

患者为老年女性，以全身多处肿痛、发热为主要表现，首先考虑以下疾病可能。

（1）类风湿性关节炎：患者以关节肿痛起病，以腕部、掌指关节、踝关节为著，数天后出现低热，血 WBC 处于正常范围，符合类风湿性关节炎表现，但四肢肌肉存在持续性酸胀痛和压痛，双手、双下肢凹陷性水肿，尚需进一步明确。

（2）成人 Still 病：该病以发热、关节痛和（或）关节炎、典型皮疹、WBC 升高为典型表现，多发于 30 岁以上成人，女性多见。本例患者目前无明显皮疹，WBC 处于正常范围，但仍需警惕。

（3）风湿性多肌痛：该病以四肢、躯干近端肌肉疼痛为特征，多为对称性，偶尔为非对称性经数周发展为对称性，可有发热，肩、腕、膝关节肿胀和疼痛，但累及关节不超过 4 个，另疼痛和晨僵至少包括 2 处颈、肩胛带和骨盆带部位肌肉，目前依据不足。

（4）反应性关节炎：该病是继发于身体其他部位感染出现的急性非化脓性关节炎，可引起该病的病原体包括细菌、病毒、衣原体、支原体、螺旋体等在内的绝大多数微生物。本例患者目前无明确前驱感染病史，需进一步完善相关检查以排除。

（5）布鲁氏菌病：该病以发热、关节疼痛、肌肉疼痛、乏力、多汗、肝损害等为表现，典型热型为波状热，但亦可表现为不规则热、间歇热等热型。患者否认牛、羊等接触史，目前诊断依据不足。

（6）流行性出血热：该病早期可表现为发热、全身关节痛和肌肉痛等。本例患者否认居住环境老鼠出没史，全身皮肤未见明显瘀斑、出血点，亦无明显消化道症状等，目前诊断依据不足。

（7）感染性关节炎：该病多单关节感染，2 个以上关节受累少见，且受累关节局部表现为红、肿、热、痛、活动受限突出，常有败血症病史和原发感染症状、体征，目前基本排除。

（8）结核感染：可表现为发热、关节痛等症状，老年患者

需警惕，需行 PPD 试验、T-SPOT 等检查以明确。另外，尚需筛
查肿瘤、血液系统等相关疾病。

诊治经过 1：入院暂不予特殊治疗，监测体温、受累关节肿
痛变化情况，并完善相关辅助检查。血常规：WBC 3.9×10^9/L，
N% 86.6%，L% 4.3%，RBC 3.52×10^9/L，Hb 111 g/L，PLT
175×10^9/L。血生化：总蛋白 67.4 g/L，白蛋白 39.5 g/L，AST
29 IU/L，ALT 15 IU/L，γ-GGT 20 IU/L，肌酐 54.7 μmol/L，LDH
369 IU/L，钾 3.95 mmol/L，钠 139.8 mmol/L。CRP 17.99 mg/L，ESR
46 mm/h。尿常规无殊。自身抗体、抗中性粒细胞抗体、抗基底
膜抗体、女肿瘤全套、RF、抗环瓜氨酸肽抗体阴性。甲状腺功
能系列无殊。抗 O、流行性出血热抗体无殊。PPD 试验、T-SPOT
阴性。血培养和药敏 ×2 无殊。心电图示窦性心律，PR 间期缩
短。胸部 CT 平扫：右肺上叶、中叶和左肺下叶小结节；左肺上
叶下舌段局部肺不张考虑；纵隔、两侧腋窝淋巴结轻度肿大。
腹部 CT 平扫：十二指肠降段憩室；肝脏钙化灶，盆腔少许积
液；肠系膜周围多发淋巴结增大伴周围少许渗出，考虑肠系膜
脂膜炎可能；右肾上腺结节。甲状腺颈部超声：双侧甲状腺多
发结节；双侧颈部淋巴结肿大。其间体温波动于 38 ℃左右，水
肿、关节痛未见明显进展和缓解，未见新发症状、体征。

诊治思路 2：结合以上检查和临床，患者自身抗体系列、
RF、抗环瓜氨酸肽抗体均阴性，类风湿性关节炎依据不足；
白细胞计数持续不高、无皮疹、铁蛋白不高，成人 Still 病不
支持；双腕、双手指掌关节、双踝关节肿痛，肌肉酸痛以双前
臂、双下肢为主，不支持风湿性多肌痛；多次追问病史，患者
否认前驱感染疾病史，无游走性关节累及，检查化验结果和临

床无明确感染依据，反应性关节炎诊断依据不足；患者否认牛、羊及其生肉接触史，关节症状主要累及双腕、双踝，呈非游走性，暂不支持布鲁氏菌病；否认鼠类接触史，流行性出血热抗体阴性，肾功能正常，不支持流行性出血热；PPD 试验、T-SPOT 均阴性，胸部 CT 未提示结核病灶，另肺外结核依据不足，暂不支持结核感染。患者感染依据不足，低热、关节肿痛持续存在，请风湿免疫科会诊，协助诊治。另外，胸部 CT 提示纵隔、两侧腋窝淋巴结肿大，低热，告知患者病情，建议完善骨髓穿刺活检术或行 PET-CT 检查，评估血液系统相关疾病（如淋巴瘤等）及其他恶性肿瘤，但其拒绝进一步检查。

诊治经过 2：2019 年 11 月 1 日，风湿免疫科会诊，患者为老年女性，急起多关节肿痛伴双手、双下肢膝以下凹陷性水肿，RF 和自身抗体系列均阴性，考虑缓解性血清阴性对称性滑膜炎伴凹陷性水肿综合征（RS3PE 综合征），建议完善双手正位 X 线片、关节 MRI，动态监测 ESR、CRP、血常规变化，必要时完善骨髓穿刺、PET-CT。当日双手正位 X 线片（图 20-1）提示双手中、远节部分指间关节间隙不对称狭窄，关节面密度略增高、边缘稍毛糙，符合类风湿性关节炎改变。再次联系风湿免疫科，考虑缓解性血清阴性对称性滑膜炎伴凹陷性水肿综合征可能性大，建议加用"泼尼松片 10 mg，qm"抗感染调节免疫治疗。后回报复查结果。血常规：WBC 3.3×10^9/L，N% 78.6%，L% 6.9%，RBC 3.45×10^9/L，Hb 107 g/L，PLT 191×10^9/L。CRP 5.3 mg/L，ESR 41 mm/h。浅表淋巴结超声提示双侧颈部、颏下、双侧颌下、双侧腋下、双侧腹股沟淋巴结轻度肿大。激素使用第 2 天患者体温降至正常（图 20-2），第 4 天水肿、关节肌

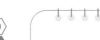

肉疼痛基本好转。之后患者要求出院。

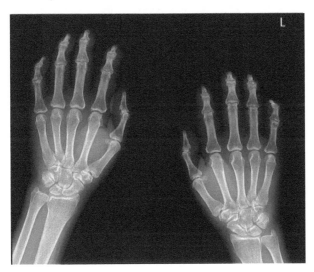

图 20-1　双手正位 X 线片

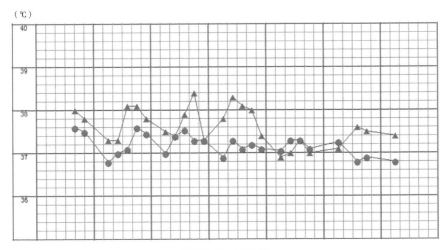

图 20-2　体温单

相关知识点：缓解性血清阴性对称性滑膜炎伴凹陷性水
肿综合征是一种特殊类型的以急性多关节炎伴肢端凹陷性水肿
为主要临床表现的风湿性疾病，基本病理改变为滑膜炎，以屈
（伸）肌腱鞘滑膜的炎症为特点。滑膜组织活检显示增生性滑

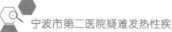
膜炎或非特异性滑膜炎，伴小血管充血。以对称性外周关节滑膜炎为主要表现，双侧指间、掌指、腕、膝、踝关节肿痛，肩胛带肌亦可受累，较少累及髋关节。在指、趾肌腱背侧可同时出现凹陷性水肿，常呈对称性，影响屈曲，利尿剂、抬高肢端处理效果不明显。部分患者因手背显著肿胀、屈肌腱鞘炎症产生腕管综合征，部分患者还可有非特异性乏力、发热等全身表现。实验室检查可见 ESR 增快、CRP 增高、低白蛋白血症、轻度贫血、RF 阴性、抗核抗体阴性。X 线片显示软组织水肿，无骨质炎症、侵蚀改变。MRI 显示对称性皮下水肿、滑膜肿胀和血管增生。本病目前尚缺乏客观、特异性的诊断标准。RS3PE 综合征分为原发性和继发性两类。其中，原发性病因和发病机制仍不清楚，有学者认为其可能与组织相容性抗原 -B$_7$ 和 A$_2$ 单倍体高度相关，大多数可完全缓解，不再复发，预后良好。目前学界专家总结出本病的诊断要点如下：①老年起病；②急性发作的对称性关节炎，伴有肢端凹陷性水肿；③无侵袭、畸形或其他形式的关节损坏；④ RF 和抗核抗体阴性；⑤糖皮质激素治疗有效。小剂量糖皮质激素治疗原发性 RS3PE 综合征有良好疗效，多在治疗 1～3 周症状和水肿消失，逐步减量，于数月内停药。继发性 RS3PE 综合征可见于多种疾病，如肿瘤、感染、其他类型风湿性疾病、血液系统疾病等，小剂量糖皮质激素疗效欠佳，原发病缓解后，继发性 RS3PE 综合征也可随之缓解，应积极明确并治疗原发病。

总结和思考

本例患者以关节肿痛、水肿、发热来诊，诊疗过程中多以关节肿痛伴发热为切入点，较易忽略颜面部、双手、双下肢凹陷性水肿这一症状，从而较易定位于诸多常见风湿免疫、感染相关疾病，从而导致误诊可能，当然，这与 RS3PE 综合征为少见病也有一定关系。这提醒我们，不要轻易忽视任何一个临床症状，尤其是那些不支持诊断的症状，同时也体现出专科医师知识的局限性、多学科协作的重要性。另外，后期随访中患者关节肿痛未得到完全缓解，鉴于其全身多处淋巴结肿大，不排除本例患者继发肿瘤可能，但患方拒绝进一步检查明确。

（作者：曹红超、顾吉娜；审核：蔡挺）

参考文献

1. SCHAEVERBEKE T, VERNHES J P, BANNWARTH B, et al. Is remitting seronegative symmetrical synovitis with pitting oedema（RS3PE syndrome）associated with HLA-A2？Br J Rheumatol, 1995, 34（9）: 889-890.

2. OIDE T, OHARA S, OGUCHI K, et al. Remitting seronegative symmetrical synovitis with pitting edema（RS3PE）syndrome in Nagano, Japan: clinical, radiological, and cytokine studies of 13 patients. Clin Exp Rheumatol, 2004, 22（1）: 91-98.

3. KEENAN R T, HAMALIAN G M, PILLINGER M H. RS3PE presenting in a unilateral pattern: case report and review of the literature. Semin Arthritis Rheum, 2009, 38（6）: 428-433.

4. 李小霞, 俞乃昌, 刘恕, 等. RS3PE 综合征与肿瘤相关性的探讨（附八例报告）. 北京医学, 2003, 25（4）: 254-256.

5. MCCARTY D J, O'DFFY J D, PEARSON L, et al. Remitting seronegative symmetrical synovitis with pitting edema. RS3PE syndrome. JAMA, 1985, 254（19）: 2763-2767.

6. SCHAEVERBEKE T, FATOUT E, MARCE S, et al. Remitting seronegative

笔记

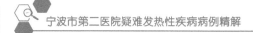

symmetrical synovitis with pitting oedema：disease or syndrome ？ Ann Rheum Dis，1995，54（8）：681-684.

7. BUCALOIU I D，OLENGINSKI T P，HARRINGTON T M，et al. Remitting seronegative symmetrical synovitis with pitting edema syndrome in a rural tertiary care practice： a retrospective analysis. Mayo Clin Proc，2007，82（12）：1510-1515.

病例 21
以胃肠道症状为首发表现的
肾综合征出血热一例

病情介绍

患者，女性，54 岁，因"腹泻 6 天，发热 5 天，恶心呕吐 2 天"于 2020 年 6 月 16 日入住我科。

现病史： 患者 6 天前早晨无明显诱因出现腹泻，糊状便，量不等，色黄，稍有腹痛腹胀，无头痛头晕，无恶心呕吐，无反酸嗳气，无发热畏寒等不适症状，当天共腹泻 5 次，性质相同，当时未重视。5 天前出现发热畏寒，测体温 39 ℃，遂至当地医院就诊，接受退热止泻等对症治疗（具体不详），病情改善不明显。2 天前出现恶心呕吐症状，呕吐物为胃内容物，再次至当地医院就诊，被建议转诊至我院就诊，2020 年 6 月 15 日查血常规：WBC 16.7 × 10⁹/L，N% 74%，Hb 157g/L，PLT 42 × 10⁹/L，CRP 32.7 mg/L。胸部 CT 平扫：左肺上叶尖后段类结节灶，较

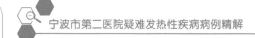

前相仿，建议随访复查。以"左氧氟沙星针 0.5g，ivgtt"抗感染治疗、"甲氧氯普胺针"止吐、"蒙脱石散"止泻和补钾补钠等对症治疗，昨日共腹泻 10 次，糊状便为主，今日症状较前稍有缓解，为进一步治疗，门诊拟"急性胃肠炎"收治入院。

既往史：3 年前胃镜检查示慢性浅表性胃炎（HP++），予药物治疗后好转，余无殊。

查体：意识清晰，脉搏 97 次 / 分，呼吸 18 次 / 分，血压 107/72 mmHg，体温 37.5 ℃，浅表淋巴结未触及异常肿大，皮肤黏膜未见出血点、瘀斑，巩膜无黄染，胸骨无压痛，颈静脉无怒张，口唇无发绀，双肺呼吸音清，未闻及干湿性啰音，心律齐，未闻及病理性杂音，未闻及心包摩擦音，腹平软，无压痛、反跳痛，肝脾肋下未及，肝区无叩痛，肾区无叩痛，双下肢无水肿，神经系统检查无殊。

辅助检查：2020 年 6 月 15 日血常规、胸部 CT 平扫见上文。

入院诊断：急性胃肠炎。

诊治经过

诊治思路：

患者为中年女性，急性发病，初起表现为腹泻，继而出现发热、恶心呕吐，需考虑以下疾病可能。

（1）感染性因素。①感染性腹泻：患者解糊状便，无脓血，次数多，量较大，比较符合轮状病毒、诺如病毒等引起的病毒性腹泻表现，但血常规中白细胞升高明显，CRP 高，也要考虑细菌性腹泻可能，进一步可以完善大便常规、大便细菌培养等明确。②腹腔感染：包括急性阑尾炎、急性胆囊炎、急性胰腺炎、腹膜炎等疾病，可表现为腹泻、发热、恶心呕吐，伴或不伴有相应区域的疼痛，常见的致病菌为革兰氏阴性杆菌，其次是链球菌、肠球菌、厌氧菌和混合感染，腹腔感染的细菌极易入血引起脓毒症。本例患者血 WBC 升高、PLT 明显下降，需要警惕革兰氏阴性杆菌败血症，而患者腹部体征不明显，CRP 升高与血小板降低不平行，需进一步完善血培养、PCT、腹部影像学等协助诊断。③肾综合征出血热：患者急性起病，血 WBC 明显升高、PLT 明显下降，需要考虑汉坦病毒感染导致的肾综合征出血热。但本例患者起病前无明确疫区旅居史和啮齿动物接触史，也无"三红三痛"（颜面、颈、胸等部位潮红，有酒醉貌；头痛、腰痛、眼眶痛）的典型临床表现，不符合该病情况，可进一步完善抗体和核酸检测明确诊断。④其他感染性疾病：立克次体感染、新型布尼亚病毒感染、登革热等也可引起发热伴 PLT 下降，主要依靠 PCR 或血清学检查确诊。

（2）非感染性因素。①特发性血小板减少性紫癜：患者发热、腹泻，血常规提示血小板减少，需要考虑特发性血小板减少性紫癜，但该病多见于儿童，隐匿起病，可有皮肤出血点和其他出血症状，如鼻衄、牙龈出血等。而本例患者无瘀点、瘀斑和出血表现，为不符合点，进一步依赖于血小板相关抗体检测和骨髓穿刺等明确。②血液系统恶性肿瘤：起病表现多种多样，也可出现与本例患者相同的发热伴血小板减少，进一步可通过 PET-CT、骨髓活检等明确。

诊治经过 1：入院后完善相关检查，予以"哌拉西林钠他唑巴坦钠针 4.5 g，ivgtt，q8 h"抗感染治疗，因患者存在腹泻，予盐酸小檗碱片和蒙脱石散止泻。

入院后辅助检查：血常规：WBC 28.8×10^9/L，N% 66%，Hb

155g/L，PLT 31×10^9/L。异常细胞 4%。血生化：白蛋白 31.1 g/L，AST 167 IU/L，ALT 154 IU/L，肌酐 70.7 μmol/L，葡萄糖 4.75 mmol/L，钾 3.53 mmol/L，钠 125.7 mmol/L，hs-CRP 70.91 mg/L。PCT 0.82 ng/mL。肿瘤标志物系列（女）：铁蛋白＞1650 ng/mL。尿常规：红细胞 27 个/μL，潜血微量，尿蛋白（+++），镜检红细胞 5～10 个/HP。甲状腺功能系列：总 T_3 0.54 nmol/L，游离 T_3 1.73 pmol/L，游离 T_4 9.46 pmol/L。Th_1/Th_2 细胞因子：IL-6 9.1 pg/mL，IL-10 18.81 pg/mL。大便涂片：①找到真菌孢子；②球杆比例正常。大便培养：①菌群失调，革兰氏阳性球菌过度生长；②培养 2 天无沙门菌、志贺菌生长；③培养 2 天无副溶血性弧菌生长。流行性出血热抗体 IgG 阳性，流行性出血热抗体 IgM 弱阳性。大便常规＋隐血、N 末端脑钠肽前体、肌钙蛋白 I、血淀粉酶、ESR、自身抗体、抗中性粒细胞、抗基底膜抗体正常。腹部 CT：①腹盆腔内少量积液，肠系膜脂肪密度略增高，建议随访复查；②胆囊壁略增厚。附见：两侧胸腔内少量积液。常规经胸心脏彩色多普勒超声检查：三尖瓣少量反流。

诊治经过 2：综合上述相关辅助检查，患者急性胃肠炎诊断不成立，考虑肾综合征出血热，停用哌拉西林钠他唑巴坦钠针，以"利巴韦林针 0.5 g，ivgtt，q12 h"抗病毒治疗。

监测患者入院后 WBC、PLT、肾功能和日尿量的变化（表 21-1 至表 21-4）发现，在入院后第 3 天（2020 年 6 月 18 日）开始患者出现肾功能异常，与之平行出现尿量增多，最多每日可达 5900 mL，提示患者进入多尿期。经过对症支持治疗，患者血小板、肾功能和尿量逐渐恢复正常，于 6 月 26 日出院。

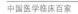

表 21-1　WBC 变化

日期	WBC/（×10⁹/L）
2020 年 6 月 16 日	28.8
2020 年 6 月 17 日	28.3
2020 年 6 月 18 日	19.6
2020 年 6 月 20 日	8.5
2020 年 6 月 22 日	9.4
2020 年 6 月 24 日	13.6
2020 年 6 月 26 日	8.4

表 21-2　PLT 变化

日期	PLT/（×10⁹/L）
2020 年 6 月 16 日	31
2020 年 6 月 17 日	45
2020 年 6 月 18 日	61
2020 年 6 月 20 日	136
2020 年 6 月 22 日	214
2020 年 6 月 24 日	289
2020 年 6 月 26 日	297

表 21-3　肌酐变化

日期	肌酐 /（μmol/L）
2020 年 6 月 16 日	70.7
2020 年 6 月 18 日	94.9
2020 年 6 月 20 日	103.1
2020 年 6 月 22 日	66.6
2020 年 6 月 24 日	60.6
2020 年 6 月 26 日	50.1

表 21-4　日尿量变化

日期	日尿量 /mL
2020 年 6 月 17 日	475
2020 年 6 月 18 日	2200
2020 年 6 月 19 日	3970
2020 年 6 月 20 日	3360
2020 年 6 月 21 日	4630
2020 年 6 月 22 日	5900
2020 年 6 月 23 日	4600
2020 年 6 月 24 日	3100
2020 年 6 月 25 日	1900

相关知识点：

肾综合征出血热（HFRS）又称流行性出血热，是由汉坦病毒引起的以啮齿类动物为主要传染源的自然疫源性疾病。HFRS传播的主要方式是携带病毒的鼠尿、粪便、唾液等污染环境，形成尘埃或气溶胶被易感者吸入，还可通过消化道、接触传播，也可能存在虫媒传播；孕妇感染后，病毒可经胎盘感染胎儿。HFRS全年均有发病，春季和秋冬季是疾病的高发季节。1950—2020年底，我国已累计报道HFRS患者1 688 031例，其中死亡48 260例。

HFRS的基本病理变化是血管内皮受损导致血管通透性增加和出血，其主要临床特征是发热、出血、低血压和肾功能不全。经典的HFRS有发热期、低血压休克期、少尿期、多尿期和恢复期5期。典型的患者可在发热期出现"三红三痛"的表现。血常规可出现WBC升高、PLT下降，伴有异常细胞等；尿常规提示尿蛋白（++）至（+++）不等；血生化中肌酐进行性升高；重症患者的凝血功能出现弥散性血管内凝血的改变；影像学可有肾脏肿胀受累的表现。血清学抗体或者核酸阳性是诊断的金标准。

HFRS在治疗上没有特效的抗病毒药物，早期可选用利巴韦林抗病毒治疗。治疗上需要根据疾病各个时期的不同特点采取相应的对症支持治疗方案，包括但不限于补充血小板、液体复苏、维持水电解质平衡、避免使用肾毒性药物和警惕重要脏器出血等。多数患者在合理治疗后可以得到完全康复，小部分患者会遗留肾功能不全和高血压。

总结和思考

这是一位在夏天出现腹泻、发热伴恶心呕吐的患者，临床医师很容易将其诊断为胃肠炎，予抗感染止泻、维持电解质平衡等治疗。而患者明显下降的血小板计数是无法用胃肠炎来解释的，这是一个突破口。而我们知道，HFRS 的基本病理变化是血管内皮受损导致的血管通透性增加和出血，当胃肠道黏膜毛细血管受损，致胃肠黏膜充血水肿时，也可出现发热、腹泻、恶心呕吐等类似胃肠炎的症状。随着目前医疗条件的改善，大众往往在疾病发展的早期就诊，流行性出血热的典型临床表现并不常见，而相关的实验室检查可能也仅仅表现为 CRP 的轻度升高。所以当遇到血小板计数低或前后两次化验血小板计数下降明显、肾功能不全或肌酐进行性升高的患者时，不要遗漏对流行性出血热的排查。

（作者：钱勤斌、顾吉娜、曾呈军；审核：蔡挺）

参考文献

1. 中华预防医学会感染性疾病防控分会，中华医学会感染病学分会 . 肾综合征出血热防治专家共识 . 中华传染病杂志，2021，39（5）：257-265.

病例 22
以"发热、炎症指标明显升高"为表现的巨细胞动脉炎一例

病情介绍

患者，男性，75岁，因"发热伴双踝部肿胀5天"于2019年8月9日入住我科。

现病史：5天前患者无明显诱因出现发热，最高体温至39 ℃，伴双踝部肿胀，左侧明显，皮温不高，无疼痛，至本院心内科住院治疗，2019年8月5日查血常规：WBC 13.7×10^9/L，N% 87%；CRP 339.34 mg/L；接受"哌拉西林钠他唑巴坦钠针4.5 g，ivgtt，q8 h"抗感染及利尿改善心功能等对症治疗，双踝肿胀改善，仍有发热，收住我科。

既往史：高血压病史10年余，2型糖尿病史1年余，余无殊。

查体：意识清晰，脉搏105次/分，呼吸18次/分，血压122/76 mmHg，体温37.4 ℃，浅表淋巴结未触及异常肿大，皮

肤黏膜未见出血点、瘀斑，巩膜无黄染，胸骨无压痛，颈静脉无怒张，口唇无发绀，双肺呼吸音清，未闻及干湿性啰音，心律齐，未闻及病理性杂音，未闻及心包摩擦音，腹平软，无压痛、反跳痛，肝、脾肋下未及，肝区无叩痛，肾区无叩痛，双下肢无水肿，神经系统检查无殊。

辅助检查：2019年8月5日血常规见上文；铁蛋白1035.7 ng/mL；Th_1/Th_2细胞因子：IL-6 589.69 pg/mL，IL-10 6.94 pg/mL；PCT 1.12 ng/mL。胸部CT平扫：两侧胸膜增厚粘连；两肺、纵隔未见明显异常。双下肢血管超声：双侧下肢动脉所见段内中膜增厚伴硬化样改变，双侧下肢动脉所见段多发斑块形成。全腹CT平扫：①肝右叶数个小低密度灶；②前列腺增生伴钙化；③盆腔少量积液；④两侧腹股沟管内口增宽。胸部CT见：左侧胸腔少量积液；心包少量积液。上腹部MRI增强：肝内数个微小囊肿。

入院诊断：①发热：败血症（？），结缔组织病（？），血液系统肿瘤（？）；②高血压；③2型糖尿病。

诊治经过

诊治思路：

患者为老年男性，急性发病，初起表现为发热，双踝部水肿，本院心内科常规抗感染治疗后，水肿改善，但仍有发热，需考虑以下疾病可能。

（1）败血症。患者既往患有2型糖尿病，这是细菌性感染的易感因素，患者本次急性发热，WBC水平高，炎症指标极高，目前胸腹部影像学检查未提示明显的感染灶，需要考虑隐匿部位的细菌入血引起的败血症，如胃肠道、胆道、泌尿道等，若前期抗感染方案不够强效，在细菌扩散至身体其他部位产生脓肿灶时，会表现为抗感染后仍有反复发热、炎症指标下降不明显等，进一步可完善 PCT、血培养，复查影像学表现等明确。

（2）结缔组织病。患者铁蛋白水平高，下肢血管 B 超提示动脉中膜增厚伴硬化，多发动脉斑块形成，前期抗感染效果不佳，需要考虑结缔组织病。好发于老年男性的巨细胞动脉炎，既往被认为主要累及颈动脉的颅外分支，引起这些血管支配区域缺血、缺氧，出现头痛、视力下降、咀嚼暂停等，但近年来也有其累及主动脉和上下肢的大血管的报道，进一步依赖于完善自身抗体、血管 MRI、PET-CT 或血管活检等以明确。

（3）血液系统肿瘤。特别是淋巴瘤，是疑难发热中最常见的肿瘤性疾病。多数血液系统肿瘤患者起病隐匿，发热可以为其首要或唯一的临床表现，本例患者发热伴铁蛋白明显升高，胸腹部 CT 未见明显占位性表现，故实体性肿瘤可能性不大，需要警惕血液系统肿瘤，进一步可予完善 PET-CT、骨髓穿刺等明确。

诊治经过：目前仍首先考虑败血症的可能性大，入院后以"亚胺培南西司他丁钠针 1 g，ivgtt，q8 h"经验性抗感染治疗（图 22-1）。

入院后辅助检查：血常规：WBC 14.4×10^9/L，N% 87.7%，Hb 117g/L，PLT 305×10^9/L。血生化：白蛋白 26.6 g/L，AST 70 IU/L，ALT 83 IU/L，肌酐 76 μmol/L，hs-CRP 262.9 mg/L。快速 ESR 73 mm/h。自身抗体全套 + 血管炎相关抗体：抗核抗体弱阳性，1∶80，余阴性。铁蛋白 1672.1 ng/mL。PCT 1.42 ng/mL。细胞免疫：CD4+T 细胞 275/μL，余 T 细胞、B 细胞比例正常。大便常规 + 隐血、尿常规、抗环瓜氨酸肽抗体、RF、体液免疫功

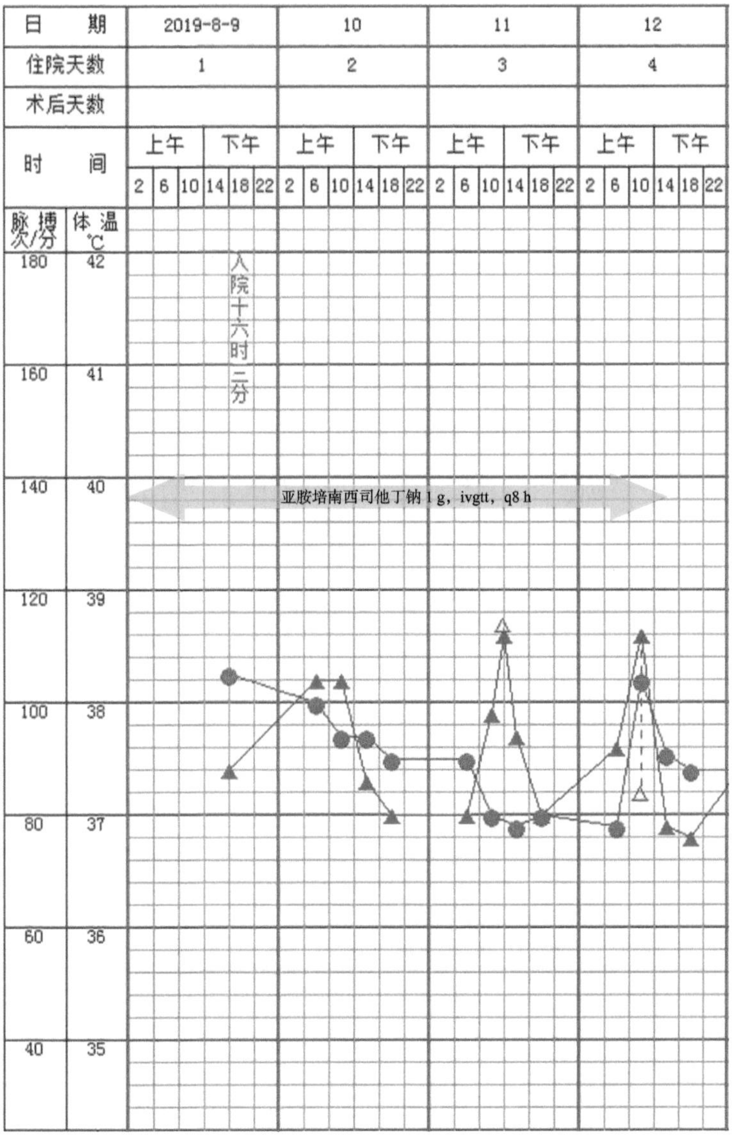

日　　期	2019-8-9				10				11				12			
住院天数	1				2				3				4			
术后天数																
时　　间	上午		下午		上午		下午		上午		下午		上午		下午	
	2 6 10	14 18 22			2 6 10	14 18 22			2 6 10	14 18 22			2 6 10	14 18 22		

脉搏 次/分	体温 ℃												
180	42												
160	41												
140	40		亚胺培南西司他丁钠 1 g, ivgtt, q8 h										
120	39												
100	38												
80	37												
60	36												
40	35												

（入院十六时二分）

图 22-1　体温单

能、甲状腺功能、肿瘤标志物正常。血培养结果未回报。

患者入院后前 4 天仍有反复发热，予抽血复查。血常规：WBC 17.9×10^9/L，N% 89.8%，Hb 121g/L，PLT 357×10^9/L。CRP 235.73 mg/L，PCT 0.81 ng/mL。

经强效抗感染治疗后，患者病情好转不明显，于第 5 天查 PET-CT：沿左侧颞动脉、颈胸背部分肌间隙内血管、臀部两侧髂内动脉分支、两上下肢动脉走行 FDG 代谢不均匀弥散增高，两下肢为著，SUV_{max} 2.82，血管炎性病变可能性大。邀请风湿免疫科会诊，诊断为巨细胞动脉炎，建议进一步完善颞动脉活检明确诊断，完善骨髓检查、T-SPOT，排查血液系统肿瘤和结核后，可予糖皮质激素诊断性治疗。遂停用亚胺培南西司他丁钠针，完善骨髓穿刺和 T-SPOT 等检查，建议患者行颞动脉活检，但患者拒绝，充分沟通后以"甲泼尼龙琥珀酸钠针 40 mg，ivgtt，qd"治疗（图 22-2）。患者糖皮质激素治疗后 CRP 和 ESR 变化如表 22-1、表 22-2。相关检查结果回报示血培养（双侧需氧＋厌氧）：培养 5 天无细菌生长。T-SPOT 阴性。颞动脉 B 超：双侧颞动脉内径约 1.4 mm，双侧颞动脉内中层厚薄不均，局部回声偏强，左侧厚约 0.9 mm，右侧厚约 0.7 mm。骨髓活检结果如图 22-3。

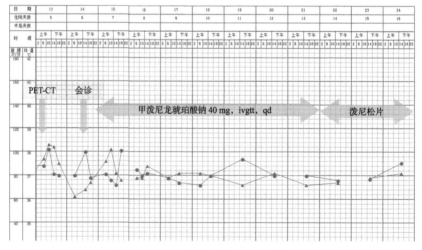

图 22-2　改用甲泼尼龙琥珀酸钠治疗

表 22-1　CRP 变化

日期	CRP/（mg/L）
2019 年 8 月 9 日	262.9
2019 年 8 月 12 日	235.73
2019 年 8 月 15 日	112.07
2019 年 8 月 19 日	65.15
2019 年 8 月 22 日	18.97

表 22-2　ESR 变化

日期	ESR/（mm/h）
2019 年 8 月 10 日	73
2019 年 8 月 15 日	60
2019 年 8 月 19 日	44
2019 年 8 月 22 日	20

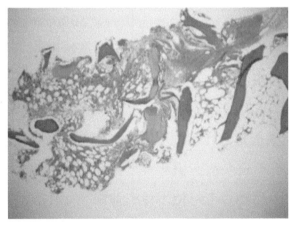

骨髓组织 1 条，长 0.5 cm，组织较碎，造血组织约占 30%，粒红比尚可，红系形态尚可，粒系畸形核偶见，巨系数量形态尚可，未见明确的淋巴瘤细胞。HGE（＋），Ag 染色（－），Fe 染色（－），PAS（＋），Masson（＋）。

图 22-3　骨髓活检病理（HE×10）

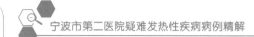

综合以上检查结果和患者治疗效果，目前诊断为巨细胞动脉炎，2019 年 8 月 23 日将甲泼尼龙琥珀酸钠改为口服泼尼松片，患者病情稳定 2 日后出院，长期随访于本院风湿免疫科，调整药物，病情恢复良好。

相关知识点：

巨细胞动脉炎是一种原因不明，以侵犯大动脉为主并以血管内层弹性蛋白为中心的坏死性动脉炎，由于内膜增生、血管壁增厚、管腔变窄和阻塞，造成血管支配区域组织缺血。因其主要累及颈动脉的颅外分支，临床上患者典型的表现为颞部头痛、间歇性下颌运动障碍、失明，但近年来发现主动脉、四肢大血管也可受累，出现乏力、食欲不佳、体重下降等表现，发热以低热为主，也可出现 40 ℃以上的高热。

巨细胞动脉炎的诊断标准为：①发病年龄≥ 50 岁。②新近出现的头痛。③颞动脉病变：颞动脉压痛或触痛、搏动减弱，除外颈动脉硬化导致。④ ESR 增快：≥ 50 mm/h。⑤动脉活检异常：活检标本示血管炎，其特点为以单核细胞为主的炎性浸润或肉芽肿性炎症，常有多核巨细胞。符合上述 5 条标准中的至少 3 条可诊断为巨细胞动脉炎。

糖皮质激素是治疗巨细胞动脉炎的主要药物，诊断明确后建议及时治疗，避免引起失明等严重并发症，糖皮质激素效果不佳或者有使用禁忌者可使用免疫抑制剂如环磷酰胺或甲氨蝶呤等治疗。

PET-CT 是将影像学同组织代谢相结合的一种新型检查手段，因其对肿瘤更加敏感，以往被广泛应用于实体肿瘤的筛查和评估，近来其作为发热待查的一种辅助手段得到越来越多的

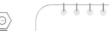

认识。PET-CT能够发现隐匿感染和诊断一些非感染性疾病，特别是在血管炎的诊断方面。以巨细胞动脉炎为代表的血管炎性疾病，可因病变血管代谢升高而被发现。国外有研究表明，PET-CT在巨细胞动脉炎诊断的敏感性、特异性分别达到90%和98%，所以当血管活检因种种原因无法进行时，PET-CT可能是一种良好的替代手段。在动脉活检前完善PET-CT检查，也可以帮助临床医师更加精准地定位病变动脉。

总结和思考

本例患者为老年男性，既往因心功能不全、下肢水肿长期随诊于我院心内科，故本次患者出现发热伴双踝部水肿后再次入住于我院心内科，但与既往不同的是，本次患者的CRP非常高，在心内科初步抗感染治疗效果不佳后至我科继续治疗。患者的临床表现和前期辅助检查，很容易让临床医师诊断为败血症，但问题也接踵而至，本例患者没有明确的细菌入血部位，并且转入我科后行进一步强力的抗感染治疗效果不佳，初步诊治过程在此陷入了僵局。而PET-CT的应用，立即为诊断找到了突破口：本例患者的颞动脉、胸背部血管、髂血管、双下肢动脉广泛的动脉炎症，使其产生了类似败血症的CRP和PCT表现。在后来的临床工作中，笔者陆陆续续地接诊过几位巨细胞动脉炎的老年患者，其临床表现和相关辅助检查也和本例患者大同小异，借助PET-CT检查，大大缩短患者的确诊时间，及早地进行了治疗，目前预后都不错。

（作者：钱勤斌、顾吉娜、曾呈军；审核：蔡挺）

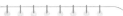 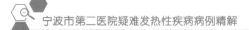
参考文献

1. 中华医学会风湿病学分会.风湿性多肌痛和巨细胞动脉炎诊断和治疗指南.中华风湿病学杂志,2011,15(5):348-350.

2. HAYAKAWA K,RAMASAMY B,CHANDRASEKAR P H. Fever of unknown origin:an evidence-based review. Am J Med Sci,2012,344(4):307-316.

3. SOUSSAN M,NICOLAS P,SCHRAMM C,et al. Management of large-vessel vasculitis with FDG-PET: a systematic literature review and meta-analysis. Medicine(Baltimore),2015,94(14):e622.